M. G. Hammes, R. Schwarz

Das Geheimnis der Goldenen Nadel

Die Menschen des Altertums wussten um den rechten Weg (Dao), sie richteten sich nach den Gesetzmäßigkeiten von Yin und Yang und traten in Ausgleich mit den Weissagungen. Ihr Essen und Trinken war maßvoll, Aufstehen und Ruhen folgten einer Regel. Ihre Arbeit verrichteten sie nicht unbesonnen. Daher konnten sie Leib und Geist vollkommen erhalten und ihr himmlisches Alter vollenden, indem sie erst dahinschieden, nachdem sie hundert Jahre verbrachten. … Mit sorglosem Wollen und gemindertem Verlangen beruhigt sich das Herz und wird ohne Furcht. Die Arbeit ermüdet den Leib nicht und das Qi gehorcht seiner Richtung. Alles nimmt den gewünschten Lauf und findet Erfüllung. Daher verschönere dein Essen, lockere deine Kleidung, bereichere deinen Umgang mit Freude, sehne dich nicht nach hoher oder niedriger Position. Ein solches Volk nennt man wohl schlicht.

Huángdì nèijīng • Shànggǔtiān zhēnlùn piāndìyī
(黃帝內經：上古天真論篇第一 „Leitfaden des Gelben Ahnherrschers, Innerer Band – Erstes Kapitel: Abhandlung über den wahren Himmel des Altertums“)

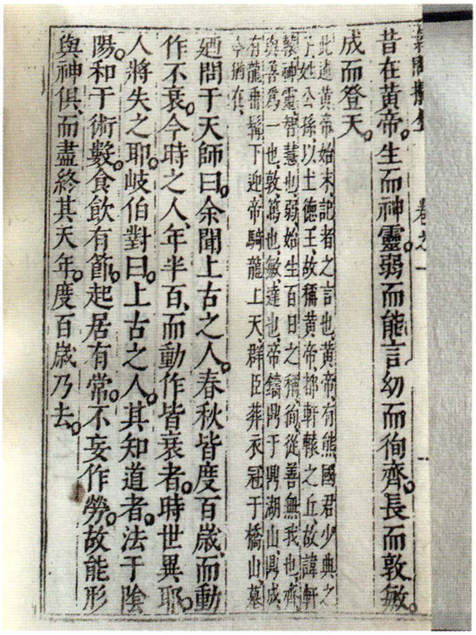

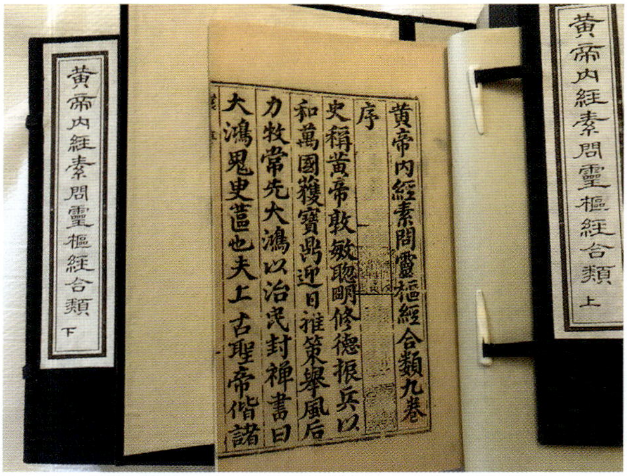

Abb. 0.1 Eine thematisch geordnete Ausgabe des *Huangdi neijing*, das Buch „Leitfaden des Gelben Ahnherrschers, Innerer Band, Elementare Fragen, Achse aller Wunderwirkungen, nach Kategorien geordnet“ (黃帝內經素問靈樞經合類 *Huángdì nèijīng sùwènlíngshūjīng hélèi*) von Wáng Jiǔdá 王九達 aus dem Jahre 1628 [P434]

Michael G. Hammes, Roya Schwarz

Das Geheimnis der Goldenen Nadel

Die Entwicklung wahrer therapeutischer Kräfte
aus den antiken Lehren der Chinesischen Medizin

金針秘要

中國古典醫學真靈入門

1. Auflage

ELSEVIER

ELSEVIER
Hackerbrücke 6, 80335 München, Deutschland
Wir freuen uns über Ihr Feedback und Ihre Anregungen an books.cs.muc@elsevier.com

ISBN 978-3-437-56801-5
eISBN 978-3-437-09954-0

1. Auflage 2018

Wichtiger Hinweis für den Benutzer
Ärzte/Praktiker und Forscher müssen sich bei der Bewertung und Anwendung aller hier beschriebenen Informationen, Methoden, Wirkstoffe oder Experimente stets auf ihre eigenen Erfahrungen und Kenntnisse verlassen. Bedingt durch den schnellen Wissenszuwachs insbesondere in den medizinischen Wissenschaften sollte eine unabhängige Überprüfung von Diagnosen und Arzneimitteldosierungen erfolgen. Im größtmöglichen Umfang des Gesetzes wird von Elsevier, den Autoren, Redakteuren oder Beitragenden keinerlei Haftung in Bezug auf jegliche Verletzung und/oder Schäden an Personen oder Eigentum, im Rahmen von Produkthaftung, Fahrlässigkeit oder anderweitig, übernommen. Dies gilt gleichermaßen für jegliche Anwendung oder Bedienung der in diesem Werk aufgeführten Methoden, Produkte, Anweisungen oder Konzepte.

Für die Vollständigkeit und Auswahl der aufgeführten Medikamente übernimmt der Verlag keine Gewähr.
Geschützte Warennamen (Warenzeichen) werden in der Regel besonders kenntlich gemacht (®). Aus dem Fehlen eines solchen Hinweises kann jedoch nicht automatisch geschlossen werden, dass es sich um einen freien Warennamen handelt.

Bibliografische Information der Deutschen Nationalbibliothek
Die Deutsche Nationalbibliothek verzeichnet diese Publikation in der Deutschen Nationalbibliografie; detaillierte bibliografische Daten sind im Internet über http://www.d-nb.de/ abrufbar.

18 19 20 21 22 5 4 3 2 1

Um den Textfluss nicht zu stören, wurde bei Patienten und Berufsbezeichnungen die grammatikalisch maskuline Form gewählt. Selbstverständlich sind in diesen Fällen immer Frauen und Männer gemeint.

Planung: Marko Schweizer, München
Projektmanagement: Dagmar Wiederhold, München
Redaktion: Dr. Petra Zimmermann, Braunschweig
Satz: abavo GmbH, Buchloe
Druck und Bindung: Drukarnia Dimograf Sp. z o. o., Bielsko-Biała/Polen
Umschlaggestaltung: SpieszDesign, Neu-Ulm
Titelfotografie: „Der Kaiser Yong-Zheng der Qing-Dynastie wird in daoistischer Tracht im Zwiegespräch mit seinem Meister in die Geheimnisse der inneren und äußeren Alchimie des Qi eingeweiht", Palastmuseum Peking (China)

Aktuelle Informationen finden Sie im Internet unter **www.elsevier.de**

Die Autoren 著

Dr. Roya Schwarz begleiteten neben ihrer Ausbildung in der etablierten Inneren Medizin zahlreiche Meister der chinesischen Heilkunst. Sie absolvierte eine dreijährige *Qìgōng*-氣功-Ausbildung bei Meister Dean Li und erlernte die Methode *Yǎngshēng tōngmài* 養生通脈. Bei Meister Yáng Jūn 楊軍, dem Nachfahren in sechster Generation der Yang-Familie, erlernte sie den Yang-Stil des *Tàijíquán* 太極拳 in der waffenlosen Form, der Schwertform und der Säbelform. Im Deutschen Dachverband für Tai Chi und Qigong wurde sie zur Taijiquan- und Qigong-Lehrerin ausgebildet.

Dr. Michael G. Hammes hat sich neben seiner Ausbildung zum Facharzt für Neurologie auf intensive Spurensuche auf den verschiedenen Ebenen der Tradierung altchinesischen Heilwissens begeben. Er absolvierte ein Aufbaustudium der Traditionellen Chinesischen Medizin in Beijing, VR China, erlernte die moderne chinesische Hochsprache wie auch das in den alten medizinischen Texten verwendete klassische Chinesisch und wurde von verschiedenen älteren und jüngeren Meistern in der Akupunktur, Chinesischen Medizin, Pulsdiagnostik, manuellen Tuina-Therapie und den Qigong-Übungen unterrichtet.

Alle nicht anders gekennzeichneten Zitate aus alten chinesischen Quellen sind neue Übertragungen ins Deutsche von Michael G. Hammes.

Danksagung

天下全醫師做貢

Für die vielfältigen Inspirationen, die sich in diesem Werk niederschlagen, danken wir unseren ehrwürdigen Lehrmeistern, der erleuchteten Weisheit der Vorahnen der Chinesischen Heilkunst und den universellen Kräften, die sich zwischen Himmel und Erde aufspannen. Für die Motivation, zur Schreibfeder zu greifen, danken wir allen suchenden Kollegen und allen, die unserem Ansinnen entgegen traten.

Inhaltsverzeichnis

Einleitung 序

序

Was bedeutet es, Therapeut zu sein? Welchen Herausforderungen muss man sich stellen, und wie kann man ihnen begegnen? Der berühmte chinesische Gelehrte Xú Dàchūn 徐大椿 äußerte sich im Vorwort seines 1757 veröffentlichen Werkes „Über Ursprung und Entwicklung der Medizin" (*Yīxué yuánliú lùn* 醫學源流論) in der folgenden Weise zu diesem Thema:

Die Medizin ist ein kleiner Beruf. Ihre Konzepte sind feinsinnig. Sie birgt große Verantwortung. Sie wird als niedere Beschäftigung erachtet.

Das Lernen der großen Menschen des Altertums war darauf ausgerichtet, die Ordnung in der Welt und im Reich aufrecht zu erhalten, und sie stellten sicher, dass niemand von ihrem Wohlwollen ausgeschlossen war. Ja weiter noch, sie sorgten dafür, dass Himmel und Erde ihre rechte Stellung beibehielten, und sich die Zehntausend Dinge ihrem Wesen entsprechend entwickeln konnten. Dies waren die erhabenen Verdienste dieser Gelehrten. Und wenn man nun jeden Tag einen Menschen rettet, jeden Monat hunderte Erkrankungen heilt, sich um dieses kümmert und jenes vernachlässigt, und trotzdem auch in einem Umkreis von zehn Meilen nicht jeder Aufgabe gerecht wird; und wenn die Umstände sich so gestalten, dass eine Heilung nicht möglich ist, dass man nicht über die Fähigkeit verfügt, die Toten ins Leben zurückzuholen; muss man einen solchen Beruf nicht als klein betrachten?!

Dennoch verbanden sich die Weisen des Altertums im Heilen mit allen Dingen zwischen Himmel und Erde und ergründeten die Quellen des Lebens. Die Leitbahnen und Netzgefäße, die Zàng- und Fǔ-Eingeweide, Qi und Blut, die Knochen und den Fluss in den Gefäßen, all dies betrachteten sie wie Erscheinungen in einem gläsernen Leib. Auf dieser Grundlage machten sie den Ausgangspunkt der Erkrankung ausfindig und benutzten Arzneien, um das Kranke auszutreiben und einen Ausgleich herzustellen. Hier kommen wunderbare Mächte und Einsichten in verborgene Geheimnisse zur Wirkung, die sich nicht mit Worten beschreiben lassen, und bei denen Handeln und Wandeln untrennbar miteinander verknüpft sind. Sind solche Konzepte nicht sehr feinsinnig?!

Ein kleiner Beruf wird von einem Gelehrten nicht der Ausübung wert erachtetet werden. Aber wie sollen feinsinnige Konzepte von Unwissenden durchdrungen werden?

In der Alten Chinesischen Medizin war die Unterweisung des Schülers wesentlich reicher an Inhalten, als es die heutige Ausbildung in Akupunktur und Chinesischer Medizin vorsieht. Der moderne Unterricht ist reduziert auf Aspekte, die in Bezug zur materiellen Welt stehen, und er verläuft in der Regel in monologischer Form, selbst wenn viele neue Medien eingesetzt werden. Die klassische Unterweisung war der Dialog zwischen Meister und Schüler, und der Meister prüfte in der ersten Phase den Adepten auf seine Eignung. Der Wunsch nach Unterweisung reichte als Voraussetzung nicht aus.

Die Ausbildung in Altchinesischer Medizin zielte darauf ab, den Heilkundigen in die Lage zu versetzen, seinen Patienten zu durchschauen, so dass sich ihm das Leiden des Betroffenen unmittelbar offenbarte. Die Entwicklung dieser Fähigkeiten setzte voraus, dass der Heilkundige sich selbst vollständig durchschauen konnte, sich also jederzeit seiner inneren Vorgänge vollständig bewusst wurde, und die Wege kannte, diese inneren Regungen – wie etwa Gedanken und Emotionen – zu transformieren. Diese Herausforderungen anzunehmen, sich einem solchen Entwicklungsgang hinzugeben, geht über das hinaus, was aus der Alltagserfahrung angeleitet werden kann und in den konventionellen Ausbildungen zum Therapeuten unterrichtet wird. Im Sinne des Zen-Buddhismus kann man die sich stellende Aufgabe wie folgt beschreiben:

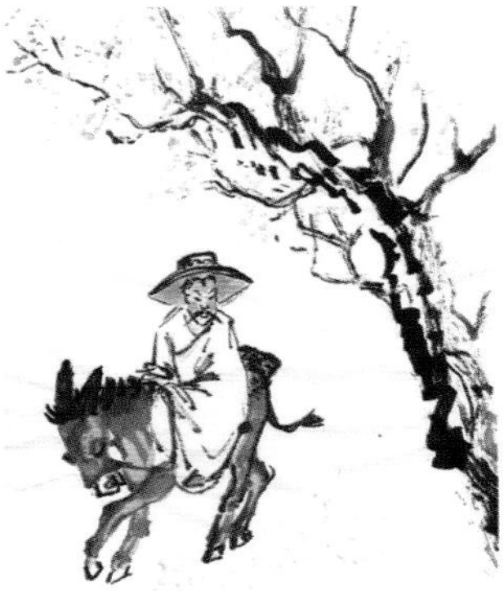

Dein Geist gleicht einem Auge, das alles sieht, nur nicht sich selbst. In jeden Winkel dringt sein Licht; was hindert ihn, sich selbst zu erkennen?

Meister Foyan (Fóyǎn Qīngyuǎn 佛眼清遠, 1067–1120) [1] [O1065]

Eine angemessene Ausbildung in Altchinesischer Medizin beruht darauf, nicht nur die in den modernen Curricula weitgehend ausgeblendeten kosmologischen, spirituellen und psychischen Phänomene in der Behandlung von Patienten ausreichend zu würdigen, sondern auch die Methode des Lernens über die reine Wissensvermittlung hinaus auf die Anleitung in der konkreten Anwendung mit direkt erfahrbaren Wirkungen zu erweitern. Auf diese Weise können die Vernachlässigung dieser ursprünglichen Elemente in der jetzigen chinesischen Kultur und die Reduktion auf physisch fixierte Symptome in dem aktuellen Verständnis der Traditionellen Chinesischen Medizin überwunden werden.

Um diesem Ansinnen gerecht zu werden, müssen wir uns als Therapeuten auf den Weg der inneren Reife und Wandlung begeben und durch Hingabe an den inneren Prozess das Qi erfahren und lenken lernen. Xú Dàchūn 徐大椿 schrieb über den „idealen Arzt“:

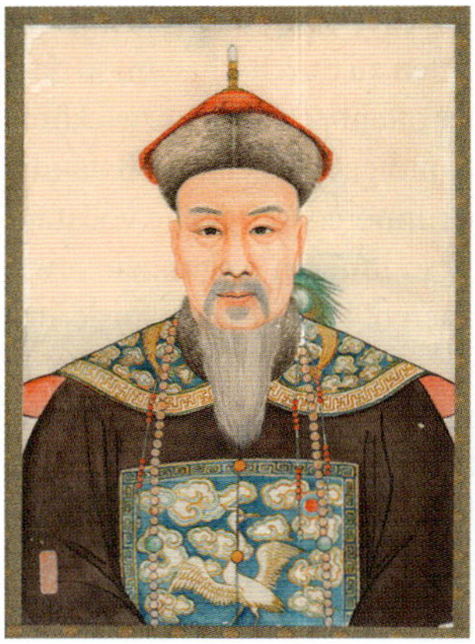

Daher sollten nur Menschen mit einem kritischen Geist und einem Interesse an dem ursprünglichen Wissen Medizin studieren. Folglich sollte jeder, der die Medizin zu seinem Beruf macht, andere in seinen natürlichen Gaben übertreffen und mit seinem Wissen hinter sich lassen. Er sollte in der Lage sein, alle Alltagsangelegenheiten ruhen zu lassen und sich viele Jahre auf das Studieren zu konzentrieren. Wenn er dann noch von einem kundigen Lehrer unterrichtet wird, so ist er fähig, eine geheime Durchdringung der Wahrheit und ein erschöpfendes Verständnis der Absichten der alten Weisen zu erlangen.

Xú Dàchūn (徐大椿) [W1027]

KAPITEL

1 Die Besonderheiten der Unterweisung in Altchinesischer Medizin (ACM) – ein persönlicher Weg 殊

殊

Die Lehren der alten Meister weisen darauf hin, dass die wahren Bedeutungen der Kernkonzepte der Altchinesischen Medizin nicht über Worte, die mit dem Verstand erfasst werden, erkannt werden können. Die alten chinesischen Schriftzeichen haben Verweischarakter auf einen Kontext von persönlicher innerer Erfahrung und eigenem Gewahr-Werden. Sie sind nicht im Sinne Platons das Ding an sich, sondern nur die Spiegelungen von Einsichten der alten Weisen.

Um diese Erkenntnisse über Medizin und Heilung für den einzelnen verfügbar zu machen, bedarf es der ständigen Übung, die erst eine innere Durchdringung der gesamten Bedeutung der altchinesischen Weisheiten ermöglicht. Diese Durchdringung (*tōng shénmíng* 通神明) ereignet sich ähnlich einem Satori-Erlebnis in der Tradition des Zen-Buddhismus, wenn der vollständigen Öffnung des Gewahr-Seins in alle Richtungen, nach innen wie nach außen, kein Widerstand mehr entgegen tritt. Daraus entwickeln sich die heilenden Fähigkeiten eines Meisters der Medizin.

Bedauerlicherweise ist im heutigen Gesundheitswesen kein Platz für derartige Entwicklungen und Vorgänge vorgesehen. Dennoch ist genau dies die Quintessenz und der Angelpunkt der Ausbildung zu einem fähigen Therapeuten im Sinne der Altchinesischen Medizin. Darauf wird in den klassischen Schriften beständig hingewiesen. Nur mit dem Einsatz dieser außerordentlichen Fähigkeiten können die angewandten Behandlungsformen wie Akupunktur und Moxibustion, Arzneimitteltherapie, Tuina, Ernährungstherapie und Qigong ihre volle Wirksamkeit entfalten.

Ein Musikinstrument zu besitzen und die Notenlehre verstanden zu haben, bedeutet noch nicht, das Instrument spielen zu können, geschweige denn in der Lage zu sein, ihm großartige Musik zu entlocken. Die Einsicht in die Gesetze der Natur (*dào* 道) offenbaren sich nur dem Würdigen. Als würdig erweist sich, wer in Demut, Ehrfurcht und Hingabe übt.

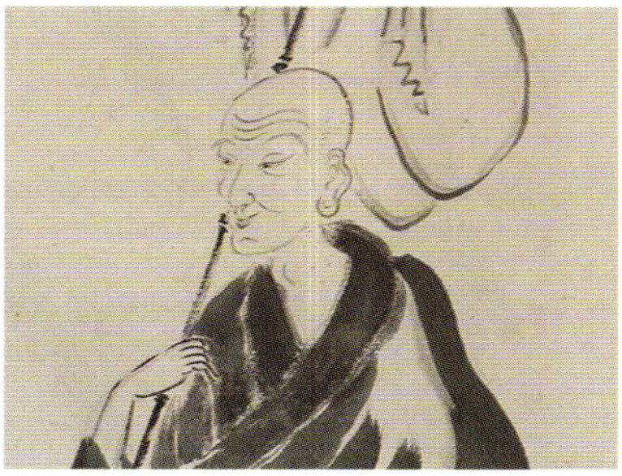

Eine glänzende Perle, strahlender als Sonne und Mond, jedes Auge erleuchtet sie. Ich würde diesen Schatz jedem kostenlos schenken. Aber kaum jemand fragt danach.

Meister Ryokan (Ryōkan 良寛, 1758–1831) [1] [W1028]

KAPITEL

2 Grundeinsichten einer erweiterten Medizin 本

本

Der Mensch ist mehr als nur sein Körper. In fast allen erweiterten medizinischen Konzepten, gleichgültig aus welcher Kultur sie stammen, findet sich das Modell des energetischen, systemischen oder dynamischen Heilens wieder. So heißt es etwa im „Leitfaden des Gelben Ahnherrschers" (*Huángdì nèijīng*, 黃帝內經):

Wenn Blut und Qi sich nicht vereinen, dann erst können Krankheiten entstehen.

(Leitfaden des Gelben Ahnherrschers, Innerer Band, Unbefangene Fragen: Abhandlung über das Regulieren der Leitbahnen, *Huángdì nèijīng sùwèn tiáojīng lùn* 黃帝內經素問調經論)

Und in der Bibel steht:

Und Jesus sprach: […] Es hat mich jemand angerührt, denn ich merkte, dass eine Kraft von mir ausging. […] Die Frau […] fiel vor ihm nieder und bekannte vor allem Volke, weshalb sie ihn angerührt habe, und wie sie sofort geheilt worden sei.

(Lukas 8, Vers 45–47)

Die klassische Schrift der Altchinesischen Medizin *Huángdì nèijīng* (黃帝內經 „Leitfaden des Gelben Ahnherrschers, Innerer Band") stellt eine Kompilation von Dialogen des Adepten Huángdì 黃帝 und anderer Schüler mit ihren Lehrmeistern über die Weisheiten der Medizin dar. Huángdì 黃帝 ist eine Sagengestalt, die bereits in ihrer frühen Kindheit durch außergewöhnliche Begabungen und einen besonders wachen Geist auffiel.

Über den medizinischen Kontext hinaus wird dieser symbolischen Figur nachgesagt, in sexualmagischen Praktiken bewandert gewesen zu sein und den Ritus des Feueratems beherrscht zu haben. Die Naturgeschichte der Heilwirkenden in China ist verknüpft mit den schamanistischen und esoterischen Praktiken im Daoismus und den Erfahrungen in den Übungen der Askese und Selbstverfeinerung.

Den Urgrund aller Dinge stellte man sich als ungetrennte Einheit vor, so dass die Vereinigung von Yin und Yang, von Erde und Himmel, Feuer und Wasser aufgrund der Auflösung der Dualität wieder zu diesem Ursprung zurückführen soll. Die rituelle Praxis dieser Wiedervereinigung von Gegensätzen bedeutete auch eine Verehrung der allerhöchsten Instanz. Für die alten Weisen erfüllte sich die natürliche Ordnung in allen Bereichen des Lebens, wie dem biologischen, psychologischen, sozialen, kulturellen, politischen und militärischen.

Die Weisheit der verschiedenen antiken Kulturen unserer Welt resultiert aus einer Bezogenheit auf den Kosmos und seine Gesetzmäßigkeiten. Die Annäherung an dieses Verständnis vollzieht sich im modernen Sinne eher synthetisch als analytisch, wie es innerhalb der heutigen Naturwissenschaften der Fall ist. Himmel, Mensch und Erde bezeichnen die drei grundlegenden Sphären dieses Kosmos. Diese Metapher beschreibt zugleich das Eingespannt-Sein des Menschen mit seinem psychoenergetischen, ungetrennten Kern in die mannigfaltigen Polaritäten aller Erscheinungen.

Innerhalb dieser Trinität wurde der Kopf mit dem Himmel und auch dem Kosmos assoziiert und als Yang-Aspekt betrachtet. Das Abdomen wurde mit der Erde assoziiert, der eine rezeptive Kraft zugesprochen wurde, was dem Yin zugeordnet wird. Zwischen Himmel und Erde manifestiert sich der Mensch, dem im Leib der Brustraum zugeschrieben wird. An diesem Ort findet die Verschmelzung von Yin und Yang statt, wodurch das Qi geboren wird.

Diesen drei Manifestationsbereichen, die auch als die drei Zinnoberfelder (oberes, mittleres und unteres *„dāntián* 丹田“) bezeichnet werden, sind in den altchinesischen Lehren die drei Schätze *„shén* 神“ (Himmel), *„jīng* 精“ (Erde) und *„qì* 氣“ (Mensch) zugeordnet. *Shén* bildet unter anderem das Bewusstsein, *jīng* den Leib und *qì* die Seele mit den Emotionen.

Im *Yìjīng* (易經 „Leitfaden der Wandlungen“) wird die Vereinigung dieser drei Schätze im Einklang mit den kosmischen Gesetzen als eine Art egofreien Seins, der auch dem erleuchteten Zustand (fliegender Drache) des Geistes entspricht, beschrieben. Die Heilkunde der Naturstoffe, die Geisterbeschwörung und heilende Ritualtänze wurden in China bereits zu frühen Zeiten zur Förderung der Gesundheit und zur Gesundung eingesetzt. Die Tradition der Bewegungs- und Meditationspraktiken setzt sich bis in die heutigen Tage in China in Form von Qigong- oder Taiji-Übungen fort. Das reine Yang der aufsteigenden Erdenergie in Vereinigung mit der aufsteigenden Sonnenkraft am frühen Morgen im eigenen Leib zu speichern, war eine Methode, um das Nieren-Qi zu vermehren.

Die Menschen des Altertums studierten die Lebensrhythmen der Tiere und Pflanzen, um sich selbst besser in die kosmischen Zusammenhänge einfügen und von diesen profitieren zu können. Das Wissen um die Gegebenheiten wurde von Generation zu Generation, vom Meister zum Schüler, mündlich übertragen. Der Adept lernte, seine Fähigkeiten zu schulen, eine geistige Verbindung zu allem Sein herauszubilden und sich innerlich zu entwickeln, um Schmerz und Angst überwinden und durch die Vereinigung mit den Kräften der Elemente, der Tiere und Pflanzen gestärkt werden zu können. Dieses Wissen sollte vor Missbrauch geschützt, daher geheim weitergegeben und nur durch langes Üben erworben werden.

Die daoistische Lehre beinhaltet die Vorstellung, dass die Gesetze und Geheimnisse des Kosmos nicht mit dem Geist erfasst werden können, sondern durch ein reines Herz gefühlt und erfahren werden müssen. Um sich mit der Göttlichkeit und der kosmischen Kraft zu verbinden, wurden Initiationsrituale und qualvolle Exerzitien durchgeführt, die im Verlauf der Geschichte einen Schatz von daoistischen Meditationsübungen und Praktiken der inneren Alchimie hervorbrachten, die dem Ziel dienen sollten, eine Art unsterblichen reinen Lichtkörper zu entwickeln und zu bewahren. Hierzu sollte der Adept seinen Geist beruhigen, seinen Leib in den Rhythmus des Kosmos einschwingen und sich durch niedere Arbeiten vom Ego befreien, um so eine innere Leere zu schaffen, die es erlaubte, die Lehren des Meisters in sich aufzunehmen und im Stande zu sein, das Unsichtbare und Namenlose sich offenbaren zu lassen.

Bis zum China der Gegenwart haben diese Weisheiten unzählige Aktionen der Säuberung und Bücherverbrennung durchlaufen, was auch mit dem Verlust alten Wissens verbunden war. Die Ursprünge der Überlieferung haben sich verwischt, und nur eine geringe Zahl von Menschen konnte das nunmehr fragmentierte Ursprungswissen bewahren. Unser Studium kann sich daher nicht auf die Erarbeitung von Zeitdokumenten und schriftlichen Überlieferungen beschränken, sondern benötigt die Tradierung durch authentische Meister. Noch heute leben und praktizieren in nördlichen Gegenden des Mao-Shan-Gebirges Mönche, welche in der rituellen Magie und Alchimie unterwiesen wurden.

Und so endet denn das Vorwort des Xú Dàchūn 徐大椿 zu seiner 1757 veröffentlichten medizinischen Schrift:

In meinen jungen Jahren widmete ich mich oft mit ganzem Herzen dem Studium der Klassiker und musste mit ansehen, wie viele meiner Angehörigen über lange Jahre von Krankheiten geplagt und schließlich dahingerafft wurden. Ausgiebig lernte ich aus der Literatur über Rezepturen und vernachlässigte dabei das Essen und den Schlaf. So verlief es über viele Jahre, und obschon es mir nicht gelang, eine Rezeptur zu finden, welche meine Angehörigen hätte aus dem Tod zurück ins Leben bringen können, so verfestigten sich doch meine Kenntnisse der Ursprünge der medizinischen Lehre. ‚Breche dir neunmal den Arm und werde selbst zum Arzt', diesem Wort kann man bis heute Glauben schenken. Zu meinem großen Bedauern musste ich feststellen, dass über die Zeit der Táng 唐 und Sòng 宋 keine Gelehrten mehr wesentliche Beiträge zur Fortentwicklung der Medizin geleistet hatten. Im Gegenteil, die Medizin wurde als niedere Betätigung betrachtet, so dass allmählich die alten Traditionen verloren gingen, die wahren überlieferten Weisheiten nicht mehr aufgefunden werden konnten und zuverlässige Behandlungsprinzipien vergessen wurden. Dies trübt in hohem Maße die Freude an der Medizin, so dass ich befürchte, dass nunmehr die Kunst der Pflege des Lebens in der Medizin niemals wieder auferstehen wird. Die Fehler und die Inkompetenz in der Medizin haben ein unerhörtes Ausmaß angenommen, auch wenn die alte Kunst in Worten viel beschworen wird. Selbst wenn man einen Kundigen fände, welcher die verlorene Medizin wieder rekonstruieren oder vervollständigen könnte, so würde diese Aufgabe doch mehr als einen Menschen und ein Zeitalter benötigen.

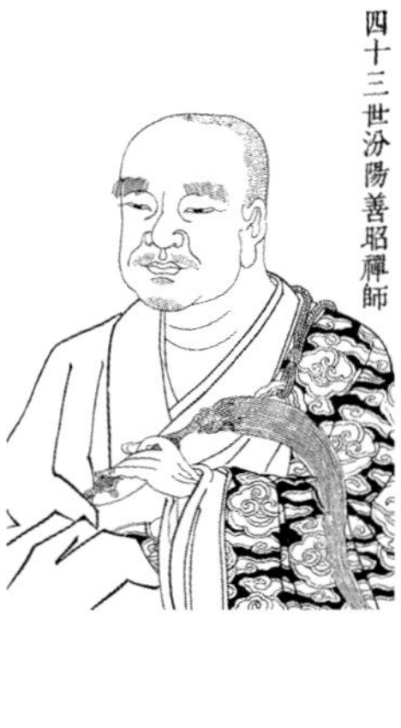

Aus der Verblendung und dem Zweifel helfen selbst tausend Schriften nicht heraus. Beginnst du aber zu begreifen, ist ein Wort schon zuviel.

Meister Fenyang (Fényáng Shànzhào 汾陽善昭, 947–1024) [1]

KAPITEL

3 Geist und Leib aus daoistischer Sicht 心

心

Für das, was wir in der heutigen Sprache gewöhnlich den Körper (von lat. „corpus“, der Leichnam) nennen, aber besser den Leib (von germ. „leiba“, Leben) nennen sollten, finden sich in der Tradition des Daoismus verschiedene Ausdrücke. Insgesamt wird der Leib als ein energetisches Gebilde verstanden, dessen Grundeigenschaft darin besteht, in einem Fluss zu stehen, einem ständigen Wandel unterworfen zu sein. Leib und Geist prägen vier Stufen der Entwicklung ihrer Manifestationen aus.

Die vier Stufen der Entwicklung des Geistes lauten:
1. *chéngxīn* 成心 oder *jīxīn* 機心: der verfestigte oder mechanische Geist
2. *xīn* 心: der bewusste Geist
3. *shén* 神: der entwickelte Geist
4. *yuān* 淵: der universell transformierte Geist der unendlichen Versenkung

Diesen vier Stufen des Geistes entsprechen die vier Ausprägungsformen des Leibes:
1. *gōng* 躬: der gesittete Leib als Ausdruck des öffentlichen Selbst
2. *shēn* 身: der persönliche Leib als Bühne der Gedanken, Emotionen und Eigenarten
3. *xíng* 形: der physische Leib im Sinne der körperlichen Gestalt und der äußeren Erscheinung
4. *tǐ* 體: der in die Alleinheit des Kosmos eingetretene, entindividualisierte Leib als ununterschiedener, grenzenloser Organismus allen Seins

Im alltäglichen Sein benutzt der Geist konstruierte Konzepte und ist mit seinen Fixierungen, seinen Vorurteilen und Verwicklungen befasst. Im Leiblichen manifestiert sich dies durch sozial konformes, angepasstes, „angemessenes“ Auftreten und Verhalten. Geist und Leib folgen vorbestehenden Mustern, die aus der persönlichen Sozialisation und Biographie und den transgenerationalen familiären und karmischen Bedingungen geprägt werden.

Über die Achtsamkeit kann man diese Muster reflektieren und in die Ebene der Bewusstwerdung heben. Auf dieser Stufe können die Regungen des Herzens als Emotion (*qíng* 情), Gedanke (*sī* 思), Wissen (*zhī* 知), Erinnerung (*niàn* 念), Beherrschung (*zhì* 志), Vorstellung (*yì* 意) oder Überlegung (*xiǎng* 想) in Erscheinung treten. Diese Regungen kreieren eine Wahrnehmung von Objekten unter dem Einfluss einer Empfindung, die dann über Annahme oder Ablehnung entscheidet. Der bewusste Geist verbleibt noch in der Bestimmung durch Identifikation mit Objekten als Ego oder mit sich selbst im Sinne eines Super-Ego. Dem entspricht der Individualleib, den sein Träger nicht verlieren möchte.

Zur weiteren Entwicklung des Geistes und zur Ausprägung eines verfeinerten Leibes wird in einem fiktiven, dem Zhuāngzǐ 莊子 zugeschriebenen Dialog des Kǒngzǐ 孔子 mit seinem Schüler das Fasten als Enthaltsamkeit gegenüber den Identifikationen empfohlen:

»Darf ich fragen, was das ›Fasten des Geistes‹ ist?«, fragte Hui. »Bewahre die Einheit deines Willens«, sagte Konfutse, »und höre nicht mit den Ohren, sondern mit deinem Geist. Höre nicht mit deinem Geist, sondern mit deinem Ursprünglichen Atem. Die Ohren können nicht mehr als hören, die Geisteskräfte können nicht mehr als berechnen. Der Ursprüngliche Atem jedoch wartet leer auf die Dinge. Nur durch das DAO kann man Leere ansammeln, und Leere ist das Fasten des Geistes.« [4]

Im *Dàodéjīng* wird das Fasten des Geistes wie folgt beschrieben:

Die 16. Eröffnung

Erzeuge die höchste Leere,
beruhige die Stille aufs innigste.
Die Zehntausend Wesen erzeugen sich gegenseitig;
ich betrachte die Wiederkehr darin.
Im Wirrsal der Wesen kehrt doch jedes zu seiner Wurzel zurück.
Die Rückkehr zur Wurzel nennt man Stille,
Stille heißt auch Rückkehr zur Bestimmung.
Die Rückkehr zur Bestimmung nennt man Beständigkeit,
die Beständigkeit zu kennen bedeutet Klarheit.
Die Beständigkeit nicht zu kennen, bedeutet unbesonnen Unheil zu stiften.
Die Beständigkeit zu kennen, führt zu Weitherzigkeit.
Aus Weitherzigkeit entsteht gemeinschaftliche Verbindung.
Die Gemeinschaftlichkeit verbindet mit Allem;
mit Allem verbunden zu sein, führt zum Himmel,
im Himmel ruht das DAO, das DAO ist ewig.
Ohne greifbares Selbst steht man außerhalb der Gefahr.

Durch das beständige Eintreten in die Stille und durch die Enthaltsamkeit gegenüber den üblichen „Herzensangelegenheiten" bildet sich das spirituelle Bewusstsein heran, dem der natürliche Leib oder das wahre Selbst entspricht. Es entsteht eine Haltung, die als unverletzliche Unberührtheit (*wúqíng* 無情) und als Ungeschäftigkeit (*wúwéi* 無為) beschrieben werden kann. Die Praxis der meditativen Selbstentleerung führt zurück zum Uranfang allen Seins im vollkommenen Einklang mit dem DAO. Dieser Zustand wird mit dem unendlichen Strömen des Wassers und seiner unergründlichen Wesenheit umschrieben. Der Leib ist in ein All-Sein transformiert.

So heißt es im *Dàodéjīng:*

Ein gutes Beispiel für das Wirken des DAO unter dem Himmel ist,
dass es sich damit genauso verhält,
wie mit dem Einmünden der Schluchtenbäche und Flüsse
in die großen Ströme und das Meer.

Und:

Vertraut mit dem Männlichen,
das Weibliche behütend,
ist man gewillt, ein Schluchtenbach unter dem Himmel zu sein.
Als Schluchtenbach unter dem Himmel
verlässt einen die beständige Tugend nicht.
Man kehrt zurück in die Zartheit und Unberührtheit eines Säuglings.
[...]
Man kehrt zurück in das unbegrenzte »Ohne-Höchste«.

In Anbetracht der Vielschichtigkeit der Erscheinungsformen von Geist und Leib kann Gesundheit somit im Kontext der chinesischen Kultur nie als eine isolierte Form des Gesundseins des Körpers verstanden werden. Daher muss eine umfassende Behandlung alle Aspekte des individuellen Seins miteinbeziehen, um eine Krankheit grundlegend zu überwinden. Zur Gesundheit gehört auch das Vermögen, der jeweiligen Situation mit der angemessenen Erscheinungsform von Geist und Leib gegenübertreten zu können.

Aus diesem Grunde kann nachvollzogen werden, dass eine durchgängige Schematisierung und Standardisierung der alten chinesischen Medizin entsprechend der sogenannten Schulmedizin unmöglich und nicht sinnvoll ist. Der Weg in die Geheimnisse der chinesischen Kultur, Denkweise und Heilmethoden führt durch die Einsicht in die inneren Aspekte des Menschen. Bevor diese nicht durchleuchtet und erfahrbar gemacht sind, kann keine tiefgreifende Heilung erfolgen. Der Weg zur Heilung der Erscheinungsformen unseres grobstofflichen Daseins verläuft durch die Tiefe unseres Selbst. Den alten Meistern war jederzeit bewusst, dass bei dem Therapeuten nicht nur äußere Fertigkeit, sondern auch innere Erkenntnis zu entwickeln ist. Alle Schulung sollte sich daher auf die Entwicklung von Einsicht und deren Internalisierung konzentrieren. Die Vermehrung der inneren Erfahrung durch Anwendung der Grundsätze der Altchinesischen Medizin (➤ Kap. 6) steht daher an erster Stelle.

Dies wird nicht allein durch kognitive und analytische Auseinandersetzung mit dieser sensiblen Materie erreicht, sondern leitet über auf die innere Reise. Der Therapeut beginnt bei sich selbst, um dann die inneren Vorgänge beim Patienten besser erfassen zu können. Wenn der Therapeut die in ihm existierenden Räume betritt, wird er viele Facetten seines Wesens wahrnehmen, mit welchen er vorher in keinerlei Kontakt stand. Er wird Emotionen und Erlebnissen begegnen, welche längst vergessen waren. Alle Widersprüche in seinem Leben, alle Muster, die nicht erkennbar waren und Anlass zu pathologischen Konstellationen der Qi-Bewegung geben, offenbaren sich.

Wenn durch die meditative Praxis das Qi wieder in seiner ursprünglichen Form fließt, ergeben die Erfahrungen einen sich offenbarenden Sinn, so dass das Vergangene angenommen, wertfrei losgelassen und als eine wichtige und unerlässliche Einsicht aufgefasst werden kann.

KAPITEL

4 Die Allgegenwart des Dao 道

道

Mit dem Wort *dào* 道 bezeichneten die Weisen des chinesischen Altertums die Grenzenlosigkeit und Unbenennbarkeit des Seins. Mit diesem Aspekt des Seins müssen wir uns über unser Bewusstsein verbinden, um in alle Dimensionen des Lebens und des Daseins eindringen zu können.

Dào 道 sollte nicht als Gottheit, übergeordnete Idee oder menschliche Anwandlung, die sich auch mit Zorn und Vernichtungspotenzial äußern kann, verstanden werden. Das *dào* 道 ist beständig und allgegenwärtig. Sein Geist im Sinne eines Potenzials der Verwirklichung materialisiert in allen Wesen. Daher lebt das *dào* 道 in uns und verleiht uns ein potenziell unbegrenztes Bewusstsein.

Unser persönliches, individuelles Bewusstsein ist jedoch im Vergleich zum *dào* 道 wie ein Tropfen Wasser, der sich noch als getrennt vom Ozean des Bewusstseins erlebt. Unser Verstand als materiegebundener Anteil des Geistes bleibt in der Individualisierung verhaftet und benötigt daher eine fast zwanghafte Beschäftigung mit sich selbst und eine ständige Bestätigung seiner selbst. Im Alltag sind wir unbewusst meist mit unserer Individualität identifiziert und werden von unserem Ego gesteuert. Im Zustand des erweiterten Bewusstseins kann das Ego schließlich vollkommen verblassen, was dann die Erfahrung der großen Einheit (*dào* 道) des Unsichtbaren ermöglicht.

In der großen Einheit des *dào* 道 sind das Sichtbare und das Unsichtbare wie durch Wunderwirkung miteinander verwoben. Wer das Unsichtbare erkennt, kann sich tanzend zwischen den Welten bewegen und wie die Schamanen im alten China über außerordentliche schöpferische und heilende Kräfte verfügen.

In den Mythen der indigenen Völker waren der Kosmos und seine Kräfte keine statischen Größen, sondern ein dynamisches Potenzial des Lebendigen. Die symbolisch zum Teil im Himmel oder in einer Art Omnipräsenz angesiedelten Mächte wurden dabei in einem modernen Sinne wie ein intelligentes Kraftfeld betrachtet.

Um den wahren daoistischen Geist der Altchinesischen Medizin zu verstehen, ist es notwendig, in die Fußstapfen der alten Meister zu treten, welche mit ihrem sehenden Geist den Weg für die innere Offenbarung des Bewusstseins in jedem von uns geebnet haben.

Das Konzept des Qi (*qì* 氣) markiert die universelle Schlüsselinstanz, die zwischen dem Sichtbaren und dem Unsichtbaren, zwischen Leib, Seele und Geist vermittelt und die verschiedenen Wesenheiten miteinander verknüpfen kann. Das Gewahr-Werden der jeweiligen Zustände des *qì* 氣 ermöglicht die Ausschöpfung des Potenzials des *dào* 道 im kreativen oder heilenden Prozess. Dies stellt den Grundpfeiler des altchinesischen Verständnisses von Behandlung und Heilung dar.

KAPITEL

5 Prinzipien der Einwirkung auf das Qi 法

法

Welches sind die Besonderheiten in der Anwendung der Altchinesischen Medizin und worauf baut dabei die Heilung auf? Dreh- und Angelpunkt der therapeutischen Arbeit ist das Nähren und Bewegen des Qi. Das Konzept des Qi ist der Schlüssel zum tieferen Verständnis der letztlich heilenden Prozesse in der Altchinesischen Medizin, die es in Gang zu setzen gilt. Dabei ist die Vorstellung der Allgegenwart einer Lebenskraft – genannt Qi – für die chinesische Kultur so prägend, dass alle Bereiche des Lebens davon durchdrungen sind. Es handelt sich also nicht um einen Ausdruck, der nur in der Medizin Anwendung findet, sondern der ebenso in den Künsten, der Philosophie, der Psychologie, der Politik und im Alltagsleben anzutreffen ist.

Ursprünglich hat Qi die Bedeutung von Wolken (Cirrocumulus floccus) (➢ Abb. 5.1). Es gibt zahlreiche davon abgeleitete Bedeutungen wie etwa

- Hauch
- Gas
- Atmosphäre/Luft
- Wetter
- Anzeichen
- Atem
- Geruch
- kosmische Urkraft
- Lebenskraft allgemein
- in den Leitbahnen zirkulierende, von Akupunkturnadeln stimulierte Lebenskraft
- Dynamik und Manifestationen einer Krankheit
- Gemütszustand
- Kraft
- Ausprägung
- Absicht
- Art und Weise
- Sitte

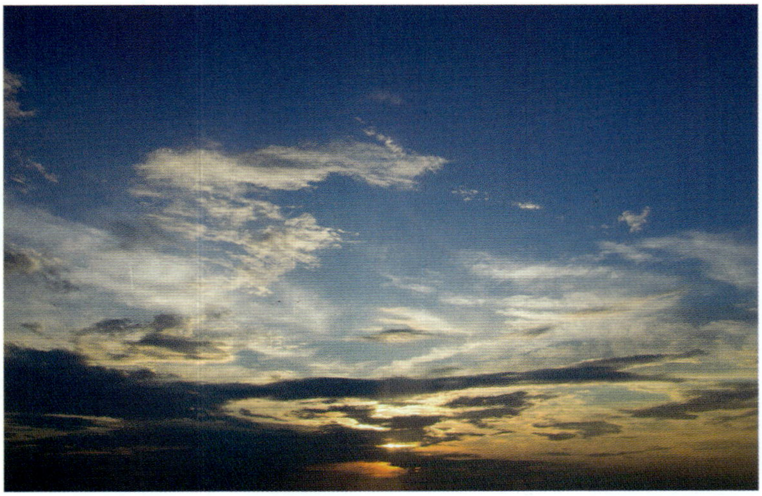

Abb. 5.1 Wolken [J787]

- Schicksal
- Wesen
- Gestank
- Antlitz/Anblick
- Ärger
- Unterdrückung
- Verbrühen
- Wutausbruch
- Stil
- Gerätschaft.

Aus der Zusammenstellung wird ersichtlich, dass in der chinesischen Sprache das konnotative Feld eines Ausdrucks sehr weit gefasst sein kann. Die einzelnen Bereiche des konnotativen Feldes sind assoziativ miteinander verknüpft. Die genannten Bedeutungen des Ausdrucks Qi weisen bestimmte Ähnlichkeiten („kosmische Urkraft", „Lebenskraft") miteinander auf oder stehen in einem Zusammenhang der Entsprechung („Wesen", „Art und Weise", „Gemütszustand"). Die chinesische Sprache regt eher zu analogem, assoziativem und metaphorischem Betrachten denn zum analytischen Denken an, wie dies für indoeuropäische Sprachen typisch ist. Die Bedeutung der Worte in klassischen chinesischen Texten ist nicht definiert, sondern muss aus dem Kontext abgeleitet werden. Auch die Gegebenheiten beim Leser haben Einfluss auf die Bedeutungsattribution. Daher kann man altchinesische Texte nicht übersetzen, sondern nur übertragen.

Das Konzept des Qi ist der Schlüssel zum tieferen Verständnis der letztlich heilenden Prozesse in der Altchinesischen Medizin, die es in Gang zu setzen gilt.

In dem Bemühen um ein höheres Maß an Gesundheit sind zwei das Qi betreffende Prinzipien zu beachten, die sich in ihrer Wirkung gegenseitig ergänzen:

1. Die Reinigung von pathogenem Qi („schrägläufiges Qi", *xiéqì* 邪氣)
2. Das Vermehren von gesundem/vitalem Qi („aufrechtes Qi", *zhēnqì* 真氣)

Beide Aspekte müssen in der Therapie berücksichtigt werden. Zunächst wird die bioplasmatische Materie von pathogenem Qi gereinigt, damit die Absorption von gesundem Qi erfolgen kann. Das pathogene Qi verstopft nahezu vollständig die Drei *jiāo* (Erwärmer), die Leitbahnen (oder Qi-transportierenden Kanäle) und Netzgefäße sowie die energetischen Pforten (oder Qi-transportierenden Pforten). Prozesse der Heilung werden dadurch verzögert oder blockiert. Vitale Energie muss ungehindert und in ausreichendem Maße den Leib durchströmen und sich in einem ungehinderten Fluss befinden. Dies repräsentiert die Vitalität der Seele, des Geistes und des Leibes. Beim Einsatz der unterstützenden therapeutischen Mittel wie Nadeln, Moxa und Schröpfen oder bei therapeutischen Interventionen wie Tuina sollten diese Grundsätze unbedingt Beachtung finden.

KAPITEL

6 Die sieben Grundsätze der Therapie 原

原

Als bedeutender daoistischer Meister, außergewöhnlicher Universalgelehrter der Chinesischen Medizin und hochbegabter Befolger der Lehren des Altertums, dessen Werke bis in die heutige Zeit nachwirken, ist Sūn Sīmiǎo 孫思邈 zu bezeichnen. Er erlebte den Beginn einer Blütezeit der chinesischen Kultur in der Tang-Dynastie (*Tángcháo* 唐朝, 618–907) und wurde vor allem in der Song-Zeit (*Sòngcháo* 宋朝, 960–1279) aufgrund seiner herausragenden spirituellen Fähigkeiten auch als *zhēnrén* 真人 („wahrer Mensch" oder „Wahrhaftiger") angesprochen. Viele Chinesen kennen ihn zudem unter dem Ehrentitel *yīshén* 醫神 („Medizin-Gott" oder „Göttlicher der Medizin"). Seine Aussagen zu den Grundlagen therapeutischen Handelns gelten unbestritten als wegweisend.

Im ersten Heft seines berühmten Werkes „Unentbehrliche Tausend-Dukaten-Rezepturen für den Akutfall" (*Bèijí qiānjīn yàofāng* 備急千金要方, ➢ Abb. 6.1) äußerte sich der Autor, der „König der Arzneien" Sūn Sīmiǎo (孫思邈, 581–682), hinsichtlich der ärztlichen Ethik wie folgt:

Wann immer ein Arzt von Größe eine Erkrankung behandelt, so muss er seinen Geist beruhigen und seinen Willen zähmen, keinen Gedanken an sein persönliches Begehren verschwenden, sich der Barmherzigkeit öffnen und von seinem Mitgefühl leiten lassen. Er muss fest entschlossen sein, sich allumfassend den Kümmernissen jeder beseelten Kreatur zu widmen.

Wenn man ihn um medizinische Hilfe ersucht, dann soll er nicht auf die Pracht oder Minderwertigkeit im Äußeren seines Patienten achten, soll nicht nach Reichtum und Armut unterscheiden, sich nicht an Alter oder Schönheit orientieren, unabhängig von der persönlichen Beziehung oder Sympathie den Erkrankten betrachten, Einheimische und Fremde, kluge und einfache Menschen gleich behandeln. Einem jeden soll der Arzt fest entschlossen wie seinem Allernächsten gegenübertreten.

Keinesfalls sollte man zwischen dem Gewesenen und dem Kommenden durch überflüssige Gedanken die Gegenwart verlieren, mit einem Auge auf den eigenen Vor- oder Nachteil schielen und sich zu sehr um das eigene Schicksal bekümmern.

Das Leid des Betroffenen wird wie eigenes Leid tief im Herzen gespürt. Man soll keine Gefahren scheuen, am Tag und in der Nacht, bei Kälte wie bei Hitze, ob hungrig oder durstig, nie wertvolle Zeit verlieren und nicht versuchen, sich mit hehren Worten aus der Verantwortung zu stehlen. Auf diese Art wird man zum großen Heilkundigen aller lebenden Wesen; verstößt man gegen diese Prinzipien, so wird man zum größten Dieb am Lebendigen.

Die Altchinesische Medizin versteht eine wirksame therapeutische Intervention stets als gezielte Lenkung des Qi beim Patienten. Um mit dem Qi therapeutisch arbeiten zu können, müssen bestimmte Voraussetzungen erfüllt sein. Eine Grundbedingung dabei ist, dass der Therapeut in der Lage ist, Manifestationen des Qi bei sich selbst, bei seinen Patienten und in der Umgebung wahrnehmen zu können. Diese Spürfähigkeit wird durch wiederholte Übungen des feinfühligen Behandelns und durch Praxis des Qigong entwickelt. Das reine Stechen einer Akupunkturpforte bedingt allenfalls eine

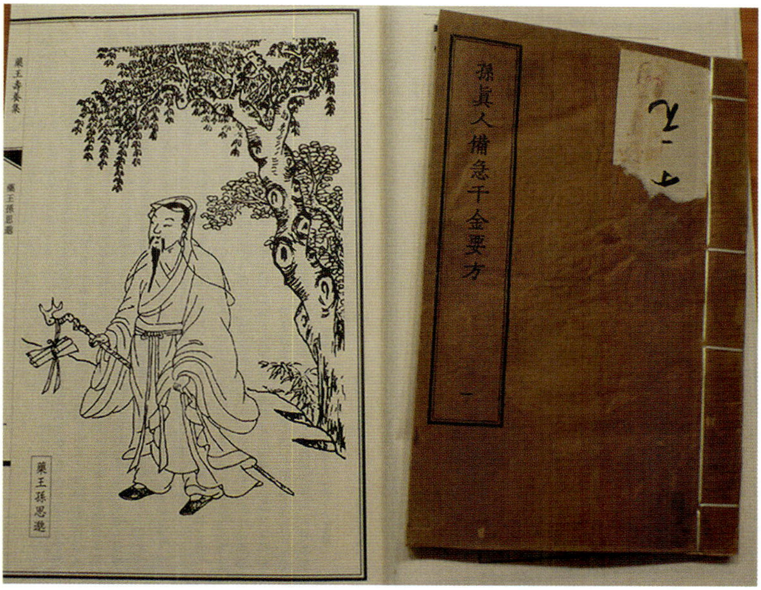

Abb. 6.1 Ein Blick in das Werk „Die Tausend-Dukaten-Rezepturen" von Sun Simiao, der auch als der „König der Arzneien" bezeichnet wurde [P434]

akzidenzielle Bewegung des Qi, stellt aber keine vollständige Behandlung im Sinne der Altchinesischen Medizin dar.

Folgende Grundsätze finden in der Praxis der Altchinesischen Medizin Beachtung:

1. Die Hände des Therapeuten müssen genügend Energie aufnehmen und abgeben können. Dies wird durch das Öffnen des inneren und äußeren Passtors (Hh 6 *nèiguān* 內關 und Sj 5 *wàiguān* 外關) gewährleistet.
2. Anregung der Zirkulation von gesundem Herz-Qi im Leib, welches von Du 20 *bǎihuì* 百會 in das Herz fließt und durch die Herzleitbahn in die Hände gelangt.
3. Wahrnehmung und Detektierung des Qi durch die Hände und andere Sinne des Therapeuten.
4. Eingehen einer empathischen Verbindung zwischen Therapeut und Patient.
5. Beachten des richtigen Zeitpunkts und der richtigen Rahmenbedingungen für die Heilung (Tag, Stunde und Monat sowie kosmische Einflüsse).
6. Nutzung des bewussten Willens des Patienten zur Mitwirkung beim Heilungsprozess.
7. Hingabe an die Himmlische Vorsehung (nicht kontrollierbare Variable) durch Beachtung der Gesetze von Barmherzigkeit und Vergebung, invokative Heilung (z. B. ein Gebet zum Himmel/Göttlichen).

Die Heilkraft, welche ausgehend vom Therapeuten und durch seine Handlungen aus der göttlichen Sphäre auf den Patienten einwirkt, regt zur Gesundung an, nicht allein der mechanische Aspekt eines Nadelstichs. Der Nadelreiz kann eine tiefere Resonanz mit den Schichten des somatopsychischen

Leibes auslösen. Ein bewusstes Einsetzen der kosmischen Kräfte, fokussiert durch den Therapeuten, bewegt jedoch das Qi, restauriert seinen Fluss und befreit es von pathogenem Qi. Bevorzugt spürt und fühlt der Patient während des Vorganges seinen Leib und die stattfindenden energetischen Veränderungen.

Dies bedeutet, dass ein tiefgreifender Heilungsprozess erst in Gang gesetzt werden kann, wenn ein Zugang zu den Quellen der schöpferischen Vitalität gefunden wurde. Dies ermöglicht beiden Beteiligten, dem Therapeuten und dem Patienten, eine Konkordanz mit den kosmischen Gesetzmäßigkeiten, denen alles Lebendige unterworfen ist. Dies offenbart uns, dass wir trotz der Autonomie und Individualität unserer Existenz dennoch in permanenter Resonanz mit und Beeinflussung von diesen Kräften stehen.

KAPITEL

7 Praktische Umsetzung der Grundsätze 實

實

Wir benötigen eine Vielzahl an Übungen, die uns die Entwicklung eines Bewusstseins über uns selbst und die energetisch funktionellen Systeme des lebendigen Leibes ermöglichen. Das Fühlen von Qi und seinem Fluss wird durch lange meditative Praxis ermöglicht. Dies bedarf der Unterweisung in geeigneten Qigong- oder Atemübungen. Zielsetzung ist es, eine eigene Beherrschung der inneren Kräfte in Seele, Geist und Leib zu erlangen, bevor man sie bei Patienten zum Einsatz bringen kann.

Beispiel für eine Qigong-Übung, um Himmelskraft und Erdenergie zu vereinen

Wir ziehen durch unsere geistige Konzentration das Atem-Qi und durch leichte und fließende Bewegungen das Qi aus der Natur in unser Dasein hinein, speichern und verwandeln es in unserem Inneren.

Wir ziehen das reine Azurblau des Himmels, das tiefe Schwarz der Erde und das reinigende Fließen des Wassers in unseren Leib und erfahren dadurch untrennbare Verbundenheit mit dem Kosmos und den Grundelementen unseres Selbst. Dies bereitet uns auf die vollumfängliche Gesundheit vor.

Wir spüren, wie das Qi in unseren Leitbahnen fließt und die Blockaden sich lösen.

Wir achten darauf, dass unsere Hände Qi ausstrahlen, und gehen auf die Reise, um das Qi bei uns und unserem Gegenüber wahrzunehmen.

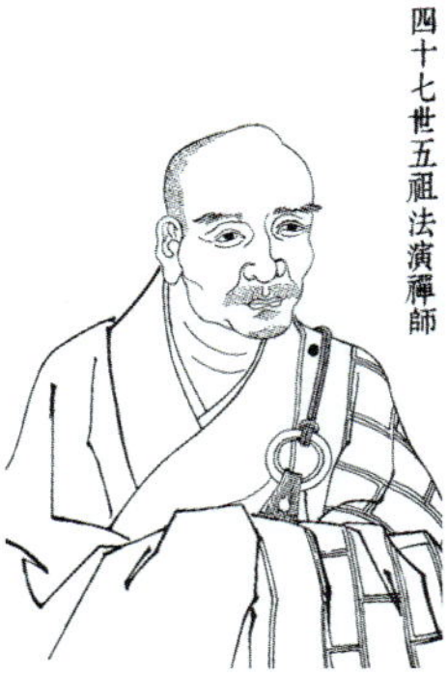

Immer über Zen zu reden – das ist, als suchte man nach der Fährte von Fischen im ausgetrockneten Flussbett.

Meister Wuzu (Wǔzǔ Fǎyǎn 五祖法演, 1024–1104) [1]

KAPITEL

8 Notwendigkeit der Achtsamkeit 必

必

Ein beständiges Gewahr-Sein gegenüber dem Zustand des Qi erfordert eine besondere Form der Achtsamkeit. Diesem wirklichen Gewahr-Sein steht jedoch eine Grundfunktion unseres Organismus im Weg, die in der Regel ständig aktiv ist, sobald wir uns im Wachzustand befinden: das Denken. Das im Verstand verankerte Denken ist nützlich bei der Erfüllung der folgenden Funktionen: Planen, Berechnen, Erinnern, Organisieren, Sammeln, Kategorisieren, Ordnen, Konzeptualisieren. Dazu werden Sinnesdaten und Informationen sinnvoll angeordnet wie in einem Computer, den wir auch ausschalten sollten, wenn er nicht benötigt wird.

Das Problem ist: Wir schalten diesen Computer üblicherweise nicht aus, und sein ständiger Gebrauch verleitet uns dazu, ihn für alle anstehenden Aufgaben benutzen zu wollen. Der Verstand meint, etwas zu verstehen, wenn er in seiner Analyse eine Erklärung, eine Begründung gefunden hat. Ein tiefergreifendes Verständnis, eine echte Einsicht ist damit noch nicht verbunden. Der erste Schritt in diese Richtung findet statt, wenn wir gewahr werden, dass wir denken, dass unser Verstand sich weiter durch seine Bioneuronenschaltkreise rattert. Den Zustand des Gewahr-Seins nennen wir Bewusstheit. Der Prozess des Gewahr-Werdens erfordert Bewusstsein (oder auch bewusst-Sein).

Gedanken können Objekte des Gewahr-Seins werden. Ihnen kommt aber noch nicht die Bedeutung von Erkenntnis zu. Der Verstand versteht nicht erschöpfend, Verstehen ist nicht sein Zuständigkeitsbereich, das ist nicht seine eigentliche Funktion. Objekte können sich nicht selbst verstehen, nur das lebendige Subjekt, das BEWUSSTSEIN, weiß und versteht.

Gedanken sind wie Diebe in der Nacht – unbemerkt können sie ihr Unwesen treiben. Entweder ist ein Gedanke sinnvoll, sinnbezogen, oder er ist unsinnig, sinnlos. In beiden Fällen ist es wichtig, dass das Bewusstsein aktiviert wird und sich gewahr werden kann, was da vorüberzieht.

Wir befinden uns gewöhnlich in einem permanenten Trancezustand (Automatismus, Konditionierung), einem Nebel: Bevor wir bemerken, dass wir gedacht haben oder dass die Sinne etwas erlebt haben, ist der Augenblick schon vorüber. Und es geht ständig so weiter: Ein Gedanke folgt auf den nächsten, eine Wahrnehmung löst eine andere ab. Solange wir nicht merken, wie viel Unbedeutendes, Sinnloses uns durch den Kopf geht, was unsere Gefühlswelt und unser Handeln unweigerlich mitbestimmt, können wir nicht erwarten, dass wir mit der Allgegenwart des DAO in Kontakt treten und seine Manifestationen im Qi erspüren.

Es ist notwendig, Aufmerksamkeit in die Unmittelbarkeit des Erlebens zu bringen! Kein Gedanke, keine Empfindung sollte jemals unbemerkt vorüberziehen!

Achtsamkeitsübungen aus der chinesischen Tradition wie bestimmte Qigong-Praktiken (*qìgōng* 氣功) helfen uns in der Ausbildung der Fähigkeit, das zu sehen und zu erkennen, was ist. Wir üben uns in einer wertfreien und wahrhaftigen Wahrnehmung, jenseits von Für und Wider, von Ja oder Nein. Daraus entwickelt sich eine unmittelbare Einsicht oder ein intuitives Wissen, das unweigerlich aus der Übung in Bewusstwerdung entsteht, und nicht einer intellektuellen Analyse oder einer philosophischen Betrachtung entspringt.

Um die Fähigkeiten eines Meisters der Altchinesischen Medizin zu erlangen, welcher in der Lage ist, seine Patienten ganzheitlich zu erfassen, muss es dem Therapeuten gelingen, seinen Geist zur Stille zu bringen, damit sich seine Wahrnehmung über die Grenzen des Verstandes erhebt. Das Bewusstsein erlangt dann die Qualität eines ruhigen Sees, in dessen Oberfläche sich der Himmel vollkommen widerspiegeln kann.

Die alten Meister verfügten über die Kunst, das Innere ihrer Patienten zu sondieren, noch bevor der Patient eine Aussage traf, und über die Beurteilung von Puls und Zunge vervollständigten sie ihre Diagnostik. Ihre treffsichere Einschätzung und erfolgreiche Therapie waren mit ihrem außergewöhnlichen Gewahr-Sein verbunden.

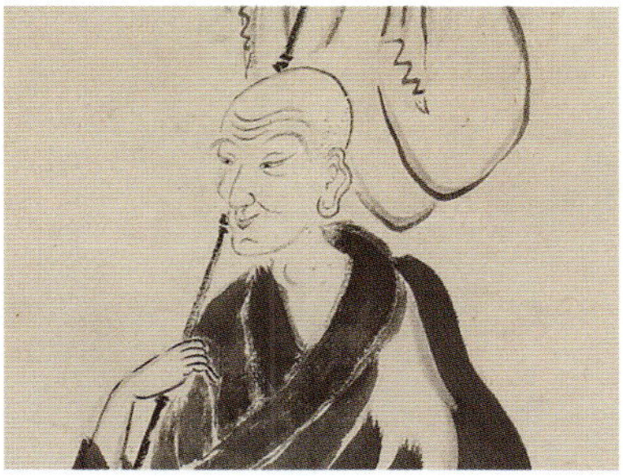

Vom Dachvorsprung tropft es und tropft. Vollkommen dieser Augenblick. In der unermesslichen Leere vertieft sich mein Verstehen.

Meister Ryokan (Ryōkan 良寛, 1758–1831) [1] [W1028]

KAPITEL

9 Übungen zur Kultivierung von Qi 氣

氣

Die Freilegung der Meister-Tugenden in Diagnostik und Therapie beginnt im ersten Schritt mit der Schulung der Wahrnehmung von Qi in unserem Leib. Dies erfordert die Durchführung bestimmter Atemübungen, verbunden mit dem bewussten Erspüren des kosmischen Qi und des Qi des Leibes.

Unter dieser Voraussetzung kann die weitere Kultivierung des Qi vorgenommen werden. Hierzu wird mit den verschiedenen Manifestationsformen des Qi gearbeitet. Das kosmische Qi kann in der Dualität von Yin und Yang in Erscheinung treten, sich mit den Fünf Grundwesenheiten (auch Fünf Wandlungsphasen genannt, ➤ Kap. 10) verbinden oder auf den Leitbahnen des Leibes zirkulieren. Alle diese Erscheinungsarten des Qi finden ihre Widerspiegelung in den energetisch-funktionellen Aktivitäten des menschlichen Leibes.

Zunächst sollten die Übungen zur Kultivierung des sich im Yin und im Yang manifestierenden Qi über 21 Tage ausgeführt werden. Daran schließt sich eine weitere Phase über 21 Tage an, in der die Grundwesenheiten kultiviert werden und der Therapeut sich mit den energetischen Erscheinungsformen der Wandlungsphasen in seinem Leib vertraut macht (➤ Kap. 10). Die Übung der fünf mit den Wandlungsphasen korrespondierenden kosmischen Laute ermöglicht es dem Therapeuten, das Potenzial der Grundwesenheiten für die innere Wandlung zu nutzen. Dies befähigt den Therapeuten dazu, eigene innere Blockaden zu überwinden.

Während der sich anschließenden weiteren Phase von 21 Tagen ist es entscheidend, sich der Energie im Herzen zuzuwenden. Die energetischen Pforten des Herzens auf der zugeordneten Leitbahn werden bewusst nach den Prinzipien von Meister Li aktiviert (➤ Kap. 11). Dies schafft die Voraussetzung für den Therapeuten, das Qi im Patienten bewegen zu können.

Um in der darauffolgenden Entwicklungsstufe die wichtigen Qi-transportierenden Kanäle zu öffnen und das pathogene Qi auszuleiten, können Shahs Übungen (➤ Kap. 11) vier Wochen lang eingesetzt werden. In der ersten Woche sollte täglich etwa über fünf Minuten geübt werden, in der zweiten Woche über zehn Minuten, dann eine Woche jeweils 20 Minuten und schließlich jeden Tag 30 Minuten.

Die Meditationen über die 14 ausgewählten Akupunkturpforten dienen der weiteren inneren spirituellen Entwicklung und sollten möglichst an 14 Tagen nacheinander geübt werden. Das schrittweise Durchdringen des eigenen inneren Selbst eröffnet dem Therapeuten den Einblick in das Innere des Patienten.

Die Kultivierung des Qi in den Manifestationen von Yin und Yang

In der ersten Stufe der Kultivierung des Qi benutzen wir die vier Grundübungen der Praxis von Qigong:

- Kontaktaufnahme mit dem kosmischen Qi
- Yin und Yang erspüren
- Yin und Yang verstärken
- Yin und Yang ausgleichen

Eine Grundlage der Behandlung ist es, das Qi des Patienten zu reinigen, auszurichten und zu bewegen. Um dies zu bewirken, muss der Therapeut mit der Natur und den Eigenschaften des Qi vertraut sein. So ist das Qi der allgemeinen Dualität von Yin und Yang unterworfen, was in der Arbeit mit dem Qi zu berücksichtigen ist. Die Übungen dienen dazu, Qi wahrnehmen und verteilen zu können. Bei allen Übungen werden die Augen geschlossen gehalten und die Zunge zum Gaumen gehoben. Jede Übung umschließt 72 Zyklen der Ein- und Ausatmung. Die Zahl 72 repräsentiert die Verbindung der höchsten einstelligen Yang-Ziffer 8 mit der höchsten einstelligen Yin-Ziffer 9 als magisches Produkt $8 \times 9 = 72$.

Kontaktaufnahme mit dem kosmischen Qi

Durchführung der Übung: Wende die Handflächen zum Himmel und nimm über die Pforte Hh 8 *láogōng* 勞宮 Kontakt mit dem kosmischen Qi auf (➢ Abb. 9.1).

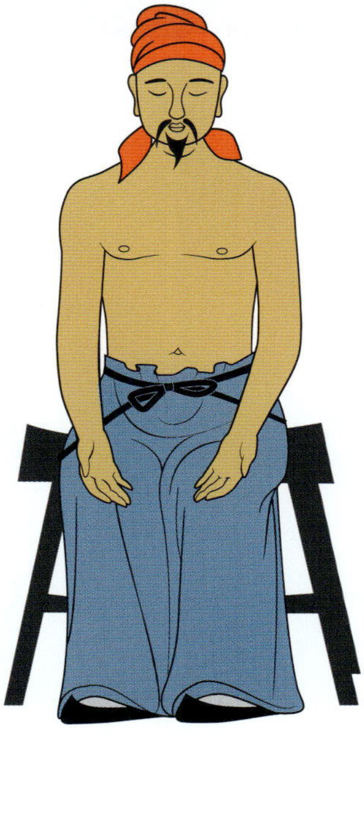

Abb. 9.1 Kontaktaufnahme mit dem kosmischen Qi [L255]

Yin und Yang erspüren

Durchführung der Übung: Halte die Handflächen einander gegenüber, während die Finger zum Himmel zeigen, und nimm den Übertritt des Qi von der rechten und linken Seite wahr (➤ Abb. 9.2).

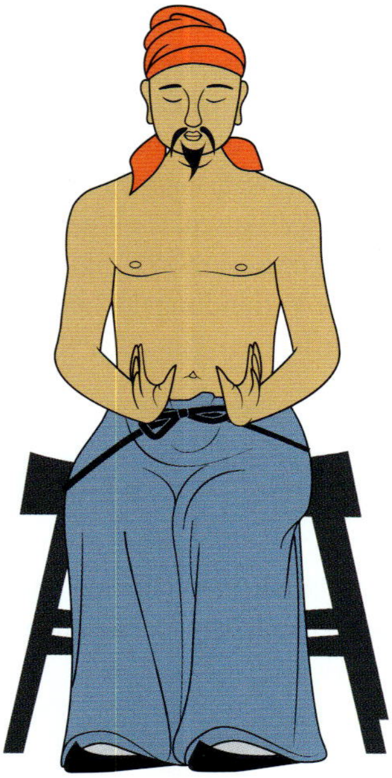

Abb. 9.2 Yin und Yang erspüren [L255]

Yin und Yang verstärken

Durchführung der Übung: Halte die Handfläche der rechten Hand vor den Bauchnabel und die Rückseite der linken Hand vor die korrespondierende Stelle am Rücken. Hierdurch stehen sich die Pforten Hh 8 *láogōng* 勞宮 und Ren 8 *shénquè* 神闕 und die Pforten Du 4 *mìngmén* 命門 und Sj 3 *zhōngzhǔ* 中渚 jeweils gegenüber. Die rechte Hand repräsentiert das Yin und verbindet Yin-Pforten miteinander; die linke Hand repräsentiert das Yang und verbindet Yang-Pforten miteinander (➤ Abb. 9.3).

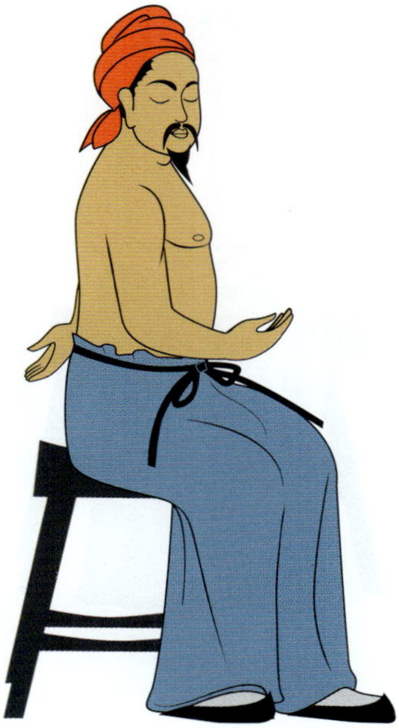

Abb. 9.3 Yin und Yang verstärken [L255]

Yin und Yang ausgleichen

Durchführung der Übung: Die linke Hand wird in die rechte gelegt, ohne dass sich die Hände berühren. Die Daumen stehen sich ohne Berührung einander gegenüber. Die Pforten Hh 8 *láogōng* 勞宮 sind auf das untere Zinnoberfeld (*dāntián* 丹田) gerichtet (➤ Abb. 9.4).

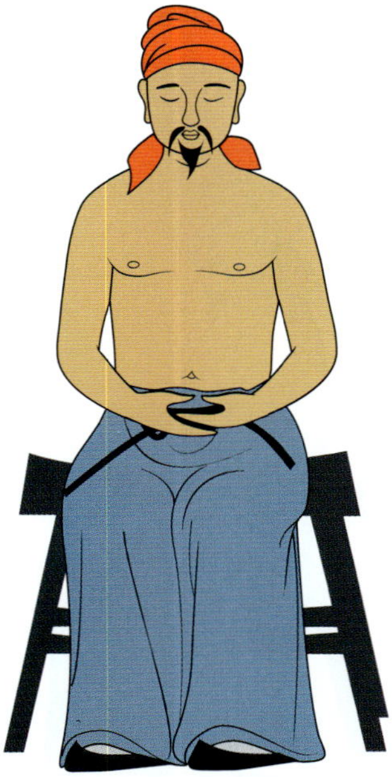

Abb. 9.4 Yin und Yang ausgleichen [L255]

KAPITEL

10 Übungen zur Kultivierung der Grundwesenheiten 行

行

Wir benötigen für unser seelisches, geistiges und körperliches Gleichgewicht die Stärkung der verschiedenen Qualitäten des Qi, aus welchen wir erschaffen wurden und mit deren Hilfe wir in der Lage sind, ein ausgewogenes Leben zu führen und unsere Bestimmung zu erfüllen. Diese grundlegenden Qualitäten werden auch die Fünf Wandlungsphasen (*wǔxíng* 五行) oder die Fünf Grundwesenheiten genannt. Im Sinne einer Reihe von systematischen Entsprechungen charakterisieren diese Wesenheiten die Grundeigenschaften der Inneren Organe und deren Repräsentanz auf den Leitbahnen sowie Akupunkturpforten. Dies bedeutet, dass auch das Qi sich gemäß dieser Grundwesenheiten manifestiert und der Ordnung dieser Wesenheiten folgend beeinflusst werden kann.

Im „Buch der Urkunden/Der Große Plan“ (*Shàngshū hóngfàn* 尚書 洪范) wird das Konzept der Fünf Grundwesenheiten folgendermaßen entwickelt (➤ Tab. 10.1):

Tab. 10.1 Entwicklung des Konzepts der Fünf Grundwesenheiten auf der Grundlage der „Fünf Vermögen" *wǔcái* 五才 [J787]

Grundwesenheit		Eigenschaft	Charakter und Verhalten
mù 木 **Holz:** 一曰曲直	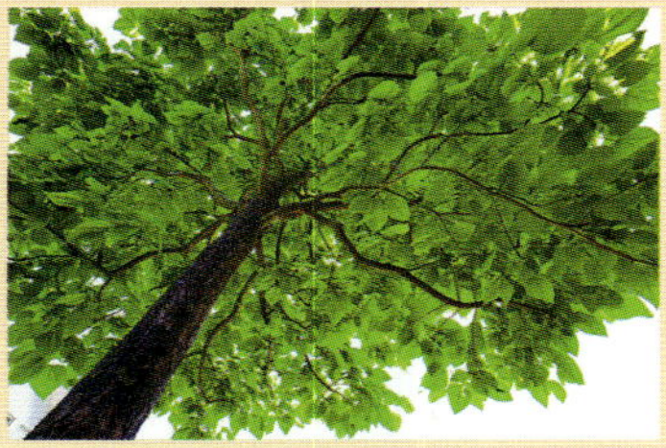	biegsam	Menschlichkeit, Gutmütigkeit
huǒ 火 **Feuer:** 一曰炎上		hitzig	Ritual, Selbstachtung, Umsichtigkeit
tǔ 土 **Erde:** 一曰稼穡	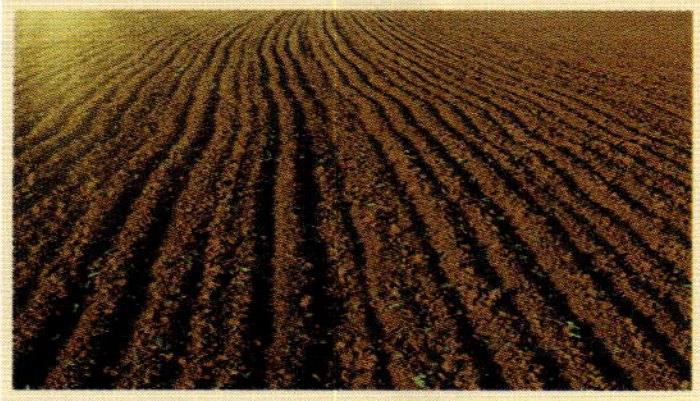	säend/erntend	Vertrauen, Warmherzigkeit, Ernsthaftigkeit
jīn 金 **Metall:** 一曰從革	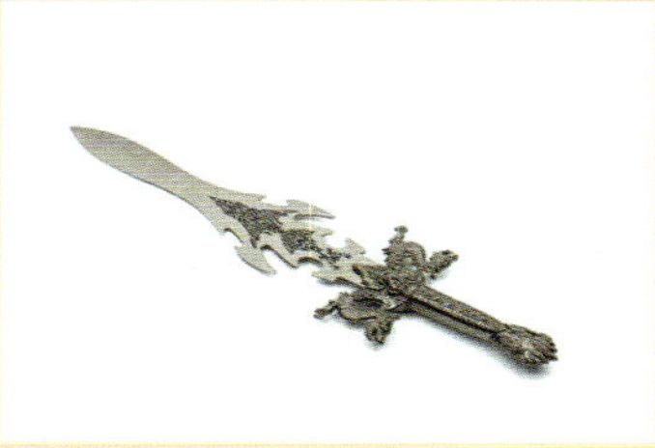	wandelbar	Gerechtigkeit, Güte, Gelingen

Tab. 10.1 Entwicklung des Konzepts der Fünf Grundwesenheiten auf der Grundlage der „Fünf Vermögen" *wǔcái* 五才 [J787] *(Forts.)*

Grundwesenheit		Eigenschaft	Charakter und Verhalten
shuǐ 水 **Wasser:** 一曰潤下	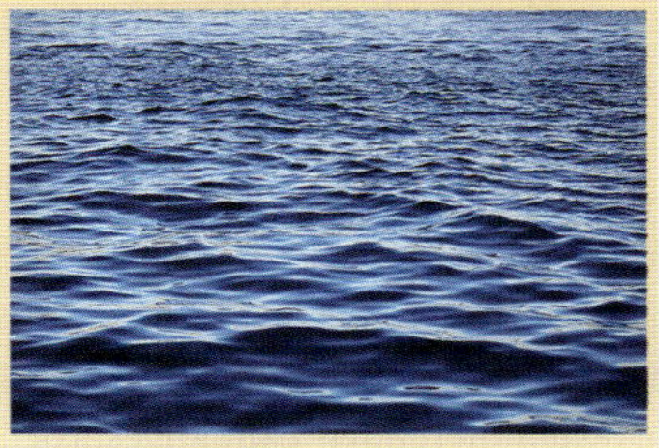	befeuchtend	Weisheit, Vorausschau, Geschick

Der kaiserliche Beamte und Gelehrte Zhāng Jūnfáng 張君房 stellte etwa in der Zeit von 1025 bis 1029 eine enzyklopädische Sammlung von daoistischen Überlieferungen zur Lebenspflege und zu Meditationspraktiken zusammen, die in den später entstandenen Kanon des Daoismus (*dàozàng* 道藏) aufgenommen wurden. Hier finden sich präzisierende Aussagen zum ursprünglichen Verständnis der Fünf Grundwesenheiten:

Feuer ist seinem Wesen nach verbrennend und verdampfend, Holz ist seinem Wesen nach fest und ausgerichtet, Metall ist seinem Wesen nach solide und fest, Wasser ist seinem Wesen nach befeuchtend und vermehrend, Erde ist ihrem Wesen nach zusammenführend und geschmeidig. Daher bedingt Holz die Entwicklung, Feuer die Wandlung, Wasser die Vermehrung, Erde die Vereinigung, Metall die Bezwingung. So entstehen aus den Eigenschaften die Dinge. Was erblüht und die Oberhand gewinnt, hängt alles ab vom Nutzen aus der Reihenfolge der Hervorbringung und vom Genutzt-Werden aus der Reihenfolge der Zügelung. Nutzen und Gebrauch bedingen sich gegenseitig, daher gibt es Gelingen und Verlust.

Sòng-Dynastie · Zhāng Jūnfáng, *Yúnjí qīqīan* 宋 · 張君房 雲芨七籤

Wichtig ist es, die Grundwesenheiten nicht als definierte Materiezustände im Sinne von quasi chemischen Elementen fehlzudeuten, sondern sie als Denominator für eine bestimmte Grundeigenschaft und deren dynamisches Potenzial anzusehen. Die Beziehung zwischen diesen Grundelementen ist keine Alchimie, sondern entspricht eher der Wandlung und Wechselwirkung zwischen energetischen Feldern.

Mit Hilfe der mit den Organen in Resonanz stehenden Laute kann das Qi der Fünf Grundwesenheiten direkt angesprochen werden. Wie in der Bezeichnung als „Wandlungsphasen" bereits ausgedrückt, birgt das Qi der Grundwesenheiten das Potenzial der Transformation in sich. Die Übung der korrespondierenden Laute stößt auch eine Wandlung von tief im Inneren verankerten und teilweise erstarrten Charakterzügen an. Das Üben der Laute kann also dazu verhelfen, einengende, ererbte oder früh erworbene Aspekte der Persönlichkeit zu überwinden oder positiv zu entwickeln.

Die Arbeit mit den Fünf Grundwesenheiten und ihren korrespondierenden Lauten

An 20 aufeinanderfolgenden Tagen wird jeweils eine der Grundwesenheiten mit ihrem korrespondierenden Laut angesprochen, so dass jede Wandlungsphase an insgesamt vier Tagen eine Stimulation erfährt. Am 21. Tag wird mit allen Grundwesenheiten nacheinander am gleichen Tag in Resonanz getreten.

Hierfür setzen wir uns einem Stellvertreter der Grundwesenheit gegenüber und treten über die energetischen Schwingungen der Laute in Resonanz mit der jeweiligen Wandlungsphase. Wir versuchen nachzuspüren, inwieweit unser Leib und die entsprechenden *Zàng*- und *Fǔ*-Organe durch die Laute belebt und aufgerüttelt werden.

Beispiele für Stellvertreter der Grundelemente in manifester Form sind:

- Holz: Bonsaibaum
- Feuer: Flamme einer Kerze
- Erde: Gartenerde, Sand oder Steine
- Metall: Metallkugel
- Wasser: eine wassergefüllte Schale

Holz

Laut: *xu* (gesprochen „Chü“)
Das energetische Potenzial des Elementes Holz hilft uns, mit einer federnden Festigkeit im Leben zu stehen. Wenn diese Energie in unserem Körper gut fließt, können wir unbeirrt unseren Weg beschreiten. Es dient der Stärkung der eigenen Wurzeln und elastischen Beständigkeit, auf denen das Neue aufgebaut werden und seine Form wahren kann (➢ Abb. 10.1).

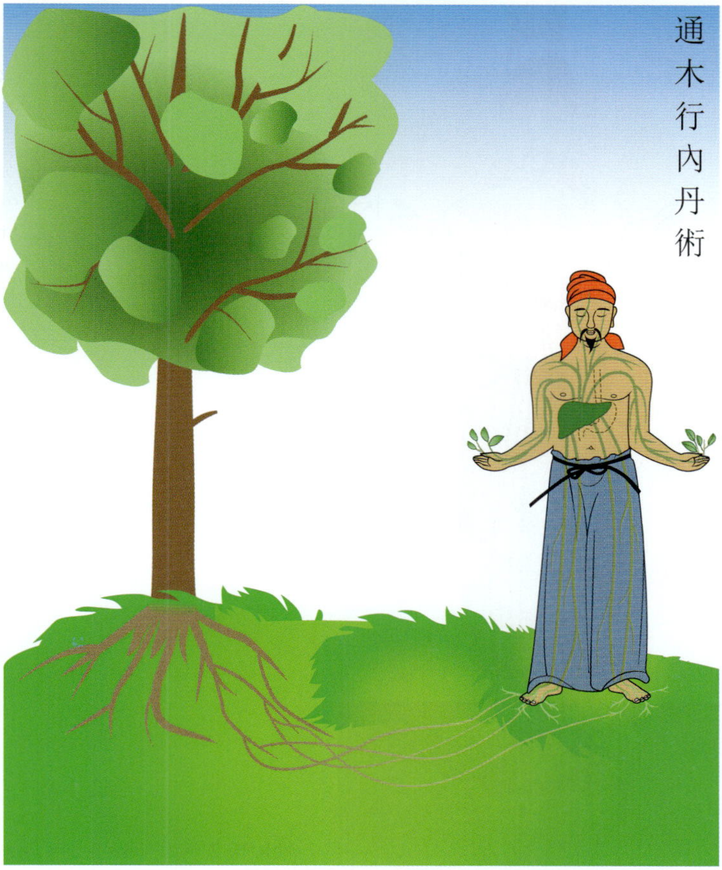

Abb. 10.1 Fünf Wesenheiten: Holz [L255]

Feuer

Laut: *he* (gesprochen ähnlich „Hö“ mit aspiriertem „H“ und stummem „E“) Das energetische Potenzial dieses Elementes fließt durch unsere Herzen, was wir als Liebe und Seligkeit wahrnehmen. Durch das Element Feuer vermag sich unser Herz zu öffnen und die Verbindung zum Himmel und zu unserer Urquelle herzustellen (➤ Abb. 10.2).

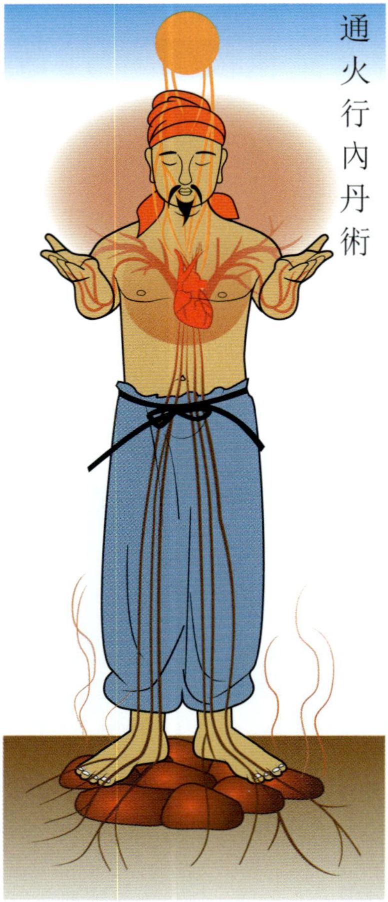

Abb. 10.2 Fünf Wesenheiten: Feuer [L255]

Erde

Laut: *hu* (mit aspiriertem „H“)
Aus dem energetischen Potenzial des Elementes Erde können wir die Kraft der Umwandlung ziehen, so dass sich Altes in Neues, Fremdes in Eigenes verwandeln lässt (➤ Abb. 10.3).

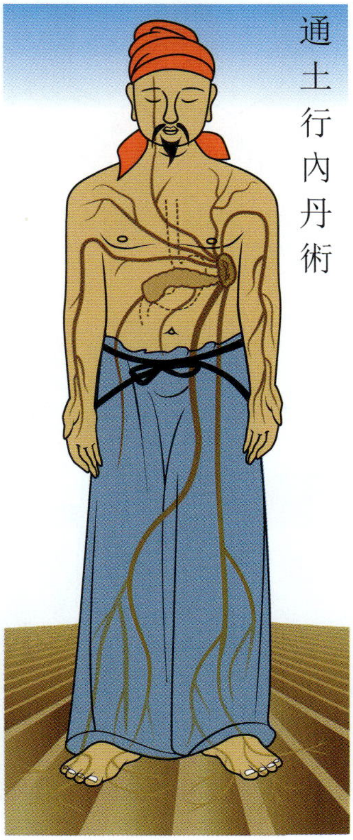

Abb. 10.3 Fünf Wesenheiten: Erde [L255]

Metall

Laut: *si* (mit scharfem „S“ und stummem „I“)
Das energetische Potenzial des Metalls unterstützt uns bei der Loslösung von Altem und nicht mehr Benötigtem. Diese Energie benutzen wir, um unser Karma aufzulösen (➤ Abb. 10.4).

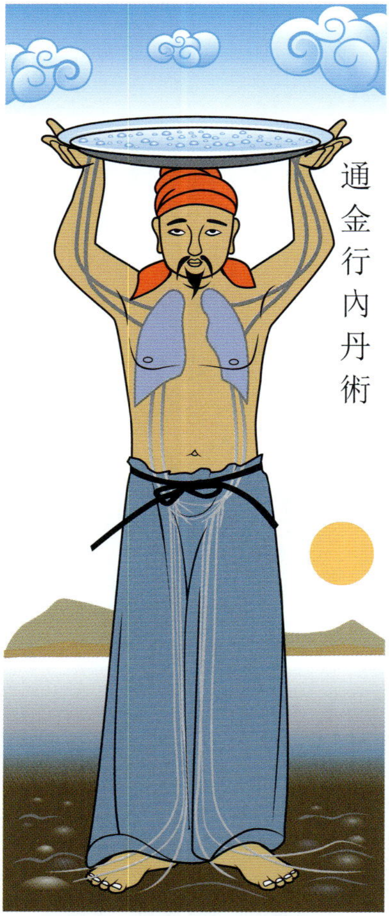

Abb. 10.4 Fünf Wesenheiten: Metall [L255]

Wasser

Laut: *jiu* (J wie „Dsch“ gesprochen)
Aus dem Element Wasser vermag etwas noch nie zuvor Dagewesenes zu entstehen. Es ist die Geburt des Lichtes in uns. Die Kraft des Wassers fördert die Neugestaltung und Neuschöpfung (➤ Abb. 10.5).

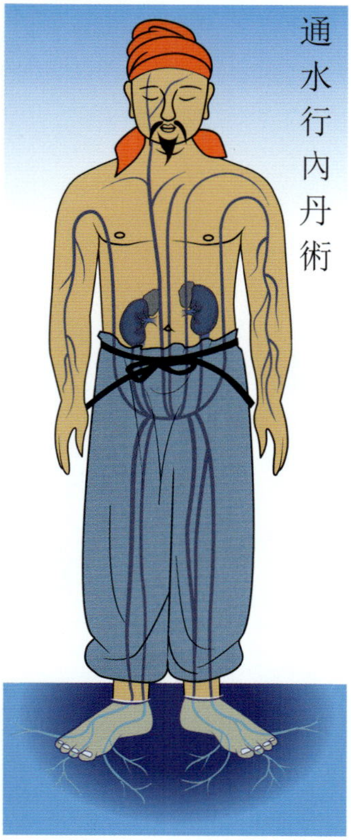

Abb. 10.5 Fünf Wesenheiten: Wasser [L255]

Die Grundwesenheiten werden in der Altchinesischen Medizin nicht als statische Zustandsbeschreibungen verstanden, sondern stellen Phasen eines Wandlungsprozesses dar. Nachdem im ersten Schritt die spürende Wahrnehmung des Qi entwickelt wurde, schließt sich nun mit der Verinnerlichung der Wirkkräfte der Fünf Grundwesenheiten bzw. Fünf Wandlungsphasen das Erlernen der inneren Transformation an. Das Potenzial der Wandlungsphasen wird für die notwendigen Veränderungen auf dem Weg der spirituellen Entfaltung genutzt.

KAPITEL

11 Übungen zur Kultivierung der therapeutischen Fähigkeiten 治

治

Die Heilung im Inneren wie im Äußeren wird aus der Kraft des Qi im Herzen vollzogen. Diese muss gereinigt, entwickelt und eingebracht werden. Die reine Kraft des Herzens geht zurück auf die ungetrübten Quellen von Himmel und Erde. So entsteht eine harmonische Bündelung der Kräfte von Leib, Seele und Geist, die eine Heilung im Sinne der Bildung eines gesunden Ganzen ermöglicht.

Basisübung an der Herzleitbahn nach der *Yǎngshēng-tōngmài*-Schule (養生通脈)

Zu der Bedeutung der Übungen lassen wir den Meister der Schule, Dean Li, mit seinen eigenen Worten sprechen:

Übung und Dankbarkeit

Das Leben ist nur eine Übung,
das Herz ist mit Dankbarkeit erfüllt.
Du übst, um stark, frei und unabhängig zu sein,
um nicht zu vergessen …
Wofür solltest Du stark, frei und unabhängig sein?
Was solltest Du nicht vergessen?
Stark im Geiste, in der Seele und im Körper, für Dein eigenes Leben
– wenn Du es kannst.
Frei von Erwartungen und Leid
– wenn Du es kannst.
Unabhängig von allen und allem
– wenn Du es kannst.
Vergiss die Dankbarkeit im Herzen niemals
– wenn Du es kannst.
Sie zeigt sich auch in Annahme, Ausgleich und Toleranz.
Habe Ehrfurcht vor Deinem Leben und dem der anderen.
Erinnere Dich, wer Du wirklich bist.
Ist alles Wirklichkeit?
Ist alles nur eine Illusion?
Es ist beides –
je nach Deinem Zustand …
je nach Deiner Aufmerksamkeit …
Es gibt keine Worte, dies zu beschreiben.
Du wirst es verstehen, wenn Du übst,
jeden Augenblick Deines Lebens meditierst.
Wenn Du es im Moment noch nicht kannst,
nimm Hilfe an.
Sie ist dazu da, Dich zu fördern,
Dich zu unterstützen, Deinen eigenen Ursprung zu finden,
solange, bis Du es selber kannst.

Sei achtsam:
Halte Dich nicht nur an der Hilfe fest.
Verwechsle sie auch nicht mit Abhängigkeit.
Sie dient Dir auf Deinem Weg
hin zu Deiner Freiheit,
hin zu Dir selbst und Deiner eigenen Kraft.
Denn:
Das Leben ist Dein Leben.
Diesen Weg musst Du selber gehen.
Es ist ein beständiges Lernen.
Übe Dich in Geduld und Toleranz.
Alles ist im Wandel.
So ist das Prinzip des Absoluten.

Durchführung der Übung für das Herz-Qi

- Arme ausbreiten, die Handflächen zeigen nach oben Richtung Himmel
- In He 1 ein- und ausatmen und sich dabei vorstellen, dass man sich mit dem Herzen verbindet
- Durch He 1 ein- und bei He 3 ausatmen, danach umgekehrt durch He 3 ein- und bei He 1 ausatmen (Schaukel-Atmung)
- Dann durch He 3 ein- und bei He 7 ausatmen
- Zwischen He 3 und He 7 schaukelnd hin und her atmen
- Zwischen He 3 und He 9 schaukelnd hin und her atmen
- Zum Schluss durch He 1 ein- und bei He 9 ausatmen (➤ Tab. 11.1, ➤ Abb. 11.1).

Tab. 11.1 Lokalisation der Herzpforten

Herzpforte	Lokalisation
Herzpforte 1 (He 1 *jíquán* 極泉 „Quelle am äußersten Ende")	In der Tiefe der Achselhöhle medial neben der Arteria axillaris bei abduziertem Arm
Herzpforte 3 (He 3 *shàohaǐ* 少海 „Meer der Shaoyin-Leitbahn")	Am ulnaren Ende der Ellbogenfalte, bei gebeugtem Ellbogen oberhalb des Epicondylus ulnaris
Herzpforte 7 (He 7 *shénmén* 神門 „Türflügel des Shen")	Radialseits am Übergang der Sehne des M. flexor carpi ulnaris in das Os pisiforme in der Handgelenksbeugefalte
Herzpforte 9 (He 9 *shàochōng* 少衝 „Anstoßstelle der Shaoyin-Leitbahn")	Am radialen Nagelfalzwinkel des Kleinfingers

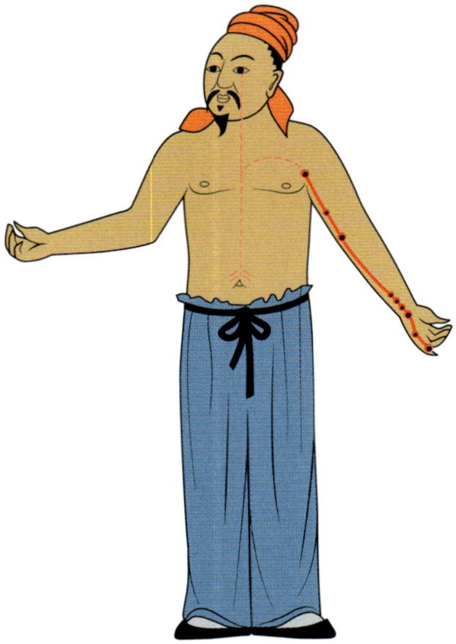

Abb. 11.1 Übung für das Herz-Qi [L255]

Meditationsübungen für Fortgeschrittene: die *Zhìnéng*(智能)-Meditation von Dr. Shā Zhìgāng (沙志鋼) nach seinem Mentor Dr. Guō Zhìchén (郭志辰)

Mit den oben beschriebenen Übungen konnten jeweils Bewusstsein, Herzensenergie und ursprüngliche Kraft in uns kultiviert werden. Fortgeschrittene Übungen wie die *Zhìnéng* (智能)-Meditation von Dr. Shā Zhìgāng (沙志鋼) nach seinem Mentor Dr. Guō Zhìchén (郭志辰) ermöglichen es, die drei Kräfte von „*shén* 神", „*qì* 氣" und „*jīng* 精" integrativ zu aktivieren und daraus ein vereintes gesamtes Qi der drei Zinnoberfelder (oberes, mittleres und unteres *dāntián* 丹田) zu bilden.

Die Übungen werden im Stehen oder Sitzen durchgeführt. Sie beinhalten vier Aspekte:

1. Eine bestimmte Handhaltung, Mudra genannt
2. Eine Begrüßungsformel, die einmal laut gesprochen wird
3. Das Singen bestimmter Silben (Chanten) fortwährend über eine Zeit von 5 Minuten in der ersten Woche, 10 Minuten in der zweiten Woche, 20 Minuten in der dritten Woche und schließlich 30 Minuten in der vierten Woche
4. Eine Visualisierung, die das Chanten begleitet

Nach Abschluss der vier Wochen wird mit der Meditation über die 14 ausgewählten Akupunkturpforten weitergearbeitet.

Ein Tagesplan für die Übungen sieht wie folgt aus:

1. Vor dem Frühstück: Mantra „weng – ar – hong", zur Sonne gewandt
2. 30 Minuten nach dem Frühstück: „Energieverstärker", zur Sonne gewandt
3. Nach dem Mittagessen: die universale heilende Zahl „3396815"
4. 30 Minuten nach dem Abendessen: „Shahs goldene Heilkugel"

Durchführung der Übungen

weng – ar – hong

Mudra im Stehen
Rechte Handfläche zum Himmel gerichtet oberhalb des Nabels halten, linke Hand zum Himmel gerichtet unterhalb des Nabels jeweils nahe am Leib halten (➤ Abb. 11.2). Patienten mit Krebs oder Bluthochdruck halten die rechte Handfläche zur Erde gewandt.

Begrüßungsformel
„Liebe Seele, lieber Geist, lieber Körper all meiner Systeme, Zellen und Organe, DNS, RNS und der Räume zwischen den Zellen und Organen. Liebe Seele, lieber Geist, lieber Körper der Sonne, liebe Seele, lieber Geist, lieber Körper von weng – ar – hong, ich fühle mich geehrt und gesegnet. Danke, Danke, Danke!"

Chanten
weng – ar – hong

Begleitende Visualisierung
Rotes Licht im Kopf, weißes Licht in der Brust, blaues Licht im Bauchraum.

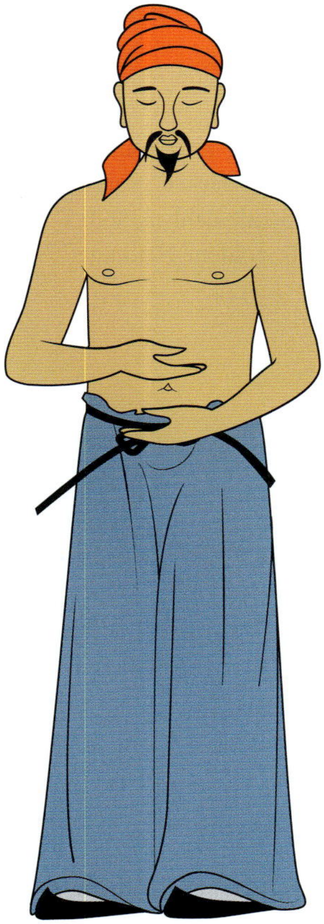

Abb. 11.2 Mudra im Stehen [L255]

Energieverstärker

Mudra im Sitzen
Hände in der Stellung von Yin und Yang (➤ Abb. 11.3).

Begrüßungsformel
„Liebe Seele, lieber Geist, lieber Körper des unteren *dāntián* 丹田 (Zinnoberfeld). Bitte baut die Kraft meines unteren *dāntián* 丹田 auf. Ich fühle mich geehrt und gesegnet. Liebe Seele, lieber Geist, lieber Körper aller Planeten, Galaxien und Universen, Mutter Erde, bitte sendet mir aus allen Richtungen euer heilendes Licht, lasst es durch meine Haut und jeden Teil meines Körpers zu meinem unteren *dāntián* 丹田 vordringen und dort eine Lichtkugel bilden. Danke, Danke, Danke!"

Chanten
jiǔ 九, *jiǔ* 九 (neun)

Begleitende Visualisierung
Regenbogenlicht geht zum unteren *dāntián* 丹田.

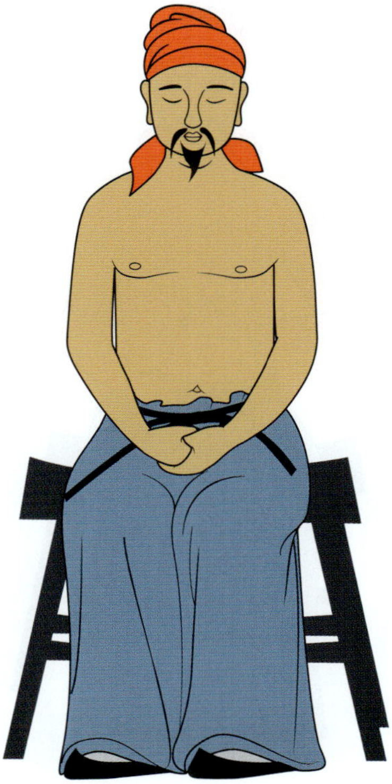

Abb. 11.3 Mudra im Sitzen. Hände in der Stellung von Yin und Yang [L255]

Universale heilende Zahl „*sān sān jĭu lìu bā yào wŭ* 三三九六八一五"

Mudra im Sitzen
Die rechte Handfläche befindet sich nahe über der erkrankten oder problematischen Region. Die linke Hand befindet sich über dem Unterbauch in etwas weiterem Abstand (➤ Abb. 11.4).

Begrüßungsformel
„Liebe Seele, lieber Geist, lieber Körper meiner Krebszellen. Ihr seid abnormal geworden. Bitte verwandelt euch in normale Zellen. Ihr habt die Macht, euch selbst zu heilen. Liebe Seele, lieber Geist, lieber Körper von *sān sān jĭu lìu bā yào wŭ* 三三九六八一五. Ihr habt die Kraft, meine Gesundheit wiederherzustellen. Danke, Danke, Danke!"

Chanten
sān sān jĭu lìu bā yào wŭ 三三九六八一五

Begleitende Visualisierung
Helles Licht fließt von den Krebszellen zu dem jeweiligen *dāntián* 丹田.

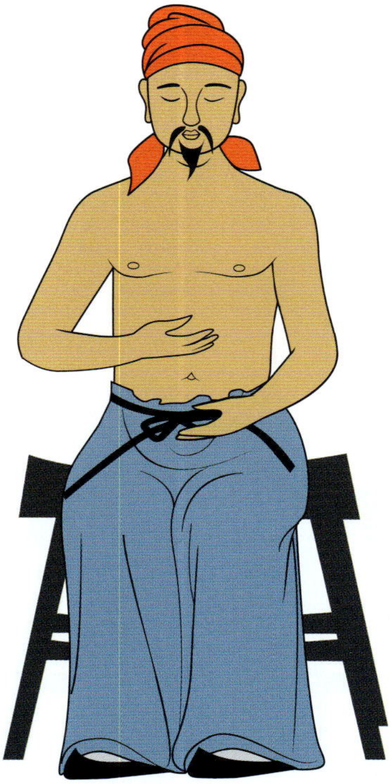

Abb. 11.4 Mudra im Sitzen. Universale heilende Zahl [L255]

Shas goldene Heilkugel

Mudra im Sitzen
Daumen und Zeigefinger werden jeweils unter den Ohren zusammengeführt (➤ Abb. 11.5).

Begrüßungsformel
„Liebe Seele, lieber Geist, lieber Körper der vertikalen Energiekreise. Liebe Seele, lieber Geist, lieber Körper von Shas goldener Heilkugel. Bitte fördert bei mir den vertikalen Energiefluss. Danke, Danke, Danke!"

Chanten
dong dong (die Hälfte der Zeit leise und die andere Hälfte laut)

Begleitende Visualisierung
Die goldene Heilkugel bewegt sich auf dem *rènmài* 任脈 vom Dammbereich nach cranial und entlang des *dūmài* 督脈 über den Scheitel und die Wirbelsäule wieder zum Ausgangspunkt zurück (➤ Abb. 11.6). Das gezeigte Mudra fördert einen aufsteigenden Qi-Fluss im *dūmài,* dem sich ein absteigender Qi-Fluss im *rènmài* anschließt. Diese Qi-Zirkulation wird im Qigong auch „kleiner himmlischer Kreislauf" genannt.

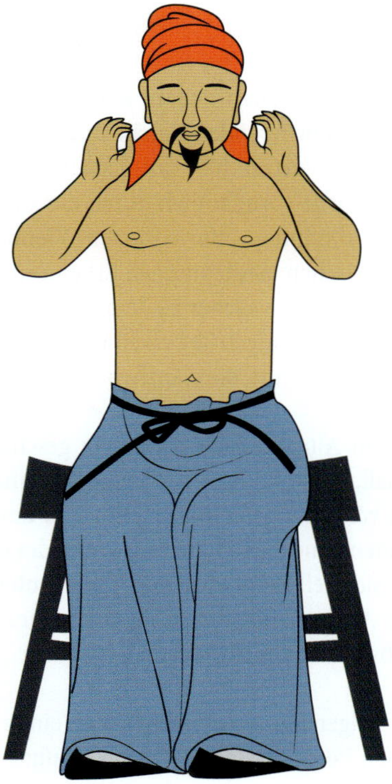

Abb. 11.5 Mudra im Sitzen. Shas goldene Heilkugel [L255]

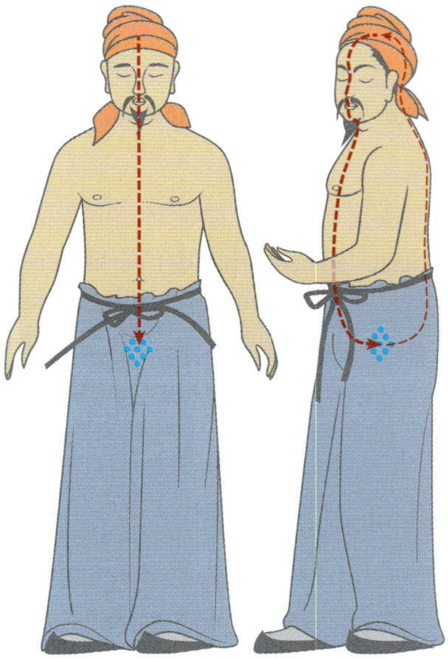

Abb. 11.6 Richtung des Materieflusses [L255]

Synopsis der Offenbarung der inneren Geheimnisse wichtiger Akupunkturpforten

Auf dem Weg der inneren Entwicklung kann das energetische Netzwerk der Qi-transportierenden Kanäle und Pforten immer weiter durchdrungen werden. Die Vertrautheit mit der altchinesischen Akupunkturlehre ergibt sich nicht mehr vornehmlich durch die zunehmende Komplexität der miteinander verknüpften Informationen. Vielmehr erweist sich das Studium der altchinesischen medizinischen Erkenntnisse als die Propädeutik einer erweiterten Praxis, in welcher es dem Therapeuten durch sein – weit über den Verstand in das ungetrübt erkennende Spüren hinaus – erweitertes Bewusstsein ermöglicht wird, die Ganzheit des Patienten umfassend wahrzunehmen.

Der in Altchinesischer Medizin geschulte Therapeut benutzt keinen Ultraschall, keine Röntgenstrahlen und keine ultrastarken Magnetfelder, um sich ein vollständiges funktionelles Bild des Erkrankten zu erstellen. Das in alle Dimensionen geöffnete Sensorium des durch Selbsterkenntnis und Mitgefühl für sich selbst entwickelten Therapeuten erhält einen Zugang zur Wirkweise der Akupunkturpforten durch eigenes leibliches Erleben, zunächst an sich selbst und dann an seinem Gegenüber.

Im Folgenden wird exemplarisch eine mögliche Quintessenz des therapeutischen Potenzials von vierzehn häufig angewandten Pforten der Akupunktur dargestellt, das von jedem Anwender durch Verbindung mit der eigenen Leiblichkeit nachgespürt werden kann.

Meditationen mit den 14 *Míngmìng* (明命)-Pforten (Pforten der Schicksalserhellung) nach Schwarz/Hammes

Die Aktivierung der spezifischen Wirksamkeiten der unten genannten Qi transportierenden Pforten (➤ Tab. 11.2) geschieht wie folgt:

Mit der Spitze des rechten Zeigefingers wird die jeweilige Pforte auf der linken Köperseite oder der Medianlinie ertastet. Beim Einatmen wird ein leichter Druck auf die Pforte ausgeübt, der beim Ausatmen wieder nachgelassen wird. Die ganze Aufmerksamkeit ist auf das ungehinderte Entfalten der Qi-Bewegungen gerichtet, die der Pforte innewohnen. Das Gewahr-Werden über die Wirksamkeiten wird über die genannte Kernthematik der Pforte geführt.

Tab. 11.2 Wirkkraft der Akupunkturpforten

Akupunkturpforte	Wirkkraft
Lu 7 *lièquē* 列缺 **„Unterbrochene Reihenfolge; Blitz und Wolkenbruch"**	Legt die seelischen Wunden frei; Verletzungen aus der Kindheit können aufsteigen und ausgeatmet werden.
Di 4 *hégǔ* 合谷 **„Vereinigungs-Tal"**	Gibt die Kraft, sich dem Leid zu stellen, und die Kraft, es zu verdauen.
Ma 36 *zúsānlǐ* 足三里 **„Drei Weiler zum Fuß"**	Offenbart die Zusammenhänge zwischen unseren Mustern und unserer Lebensaufgabe.
Mi 6 *sānyīnjiāo* 三陰交 **„Kreuzung der Drei Yin"**	Aktiviert das Gefühl, mütterlich umsorgt, geliebt, beschützt, behütet und entlastet zu sein.
He 7 *shénmén* 神門 **„Türflügel des Shen"**	Verbindet Körper, Geist und Seele und erzeugt ein Gefühl der Einheit.
Dü 3 *hòuxī* 後溪 **„Hinterer Schluchtenbach"**	Verbrennt alles Belastende, was das Herz verschmutzt, und ermöglicht Heiterkeit.
Bl 60 *kūnlún* 崑崙 **„Kunlun-Gebirge"**	Ermöglicht es, sich dem Leben, dem Tod und der Neugeburt hinzugeben und sich ohne Widerstand von der Strömung des Lebens tragen zu lassen.
Ni 3 *tàixī* 太溪 **„Größter Schluchtenbach"**	Bewirkt, dass sich der Mensch endlich mutig seinen Ängsten stellen und sie überwinden kann.
Hh 6 *nèiguān* 內關 **„Inneres Passtor"**	Ermöglicht eine liebevolle und achtsame Verbindung zu sich selbst.
Sj 5 *wàiguān* 外關 **„Äußeres Passtor"**	Führt dazu, dass alles, was von außen eingedrungen und nicht unser Eigenes ist, uns wieder verlassen kann.
Gb 34 *yánglíngquán* 陽陵泉 **„Quelle am Yang-Hügel"**	Löst Unbeweglichkeit im Außen und im Innen auf und beseitigt Unentschlossenheit.
Le 3 *tàichōng* 太衝 **„Großes Hindurchströmen"**	Holt den Menschen mit all seinen dunklen und gewaltsamen Erfahrungen wieder zurück in das Bündnis mit dem Licht des Himmels.
Du 20 *bǎihuì* 百會 **„Hundert Begegnungen"**	Unterstützt das Empfangen des Himmlischen durch das Herz und verleiht ihm die Inspiration für ein Leben in Einklang mit dem Dao.
Ren 17 *dànzhōng* 膻中 **„Zentrum des Opferweihealtars"**	Lässt den Menschen im Herzen dem Dao (seinem wahren Selbst) begegnen.

KAPITEL

12 Übungen zur Kultivierung des Geistes 智

智

Während der Durchführung der oben beschriebenen Übungen zur inneren spirituellen Wandlung und Entwicklung der Meister-Tugenden (> Kap. 11) wird sich der Verstand wiederholt mit Zweifeln und Fragen zur Logik zu Wort melden. Um den Geist stets offen und bereit für die anstehenden Offenbarungen zu halten, können Unterweisungen des Zen (chin. *chán* 禪) herangezogen werden.

Die überlieferten Worte der Meister der Altchinesischen Medizin besitzen stets einen tiefgründigen Sinn. Diesen zu erfassen, erfordert eine Spontaneität und Kreativität der Geisteshaltung, die über unseren alltäglichen Geisteszustand weit hinausgeht. Diese Offenheit des Geistes hervorzubringen, ist die Spezialität der Schulen des Zen-Buddhismus, deren Lehren wir für unsere Selbstentwicklung nutzen wollen. Um auf den Grund der Unterweisungen der alten Meister zu dringen, muss der Therapeut sich mit ihrem energetischen Zustand verbinden, der alles Potenzial sämtlicher Meister und göttlicher Wesenheiten umfasst. Aus diesem Zustand, der in den klassischen Werken als „*tōng shénmíng* 通神明" bezeichnet wird, erwächst die wahre Kraft der Heilung.

Wir haben hier eine Auswahl geeigneter Zen-Unterweisungen aus berühmten chinesischen Überlieferungen getroffen, die auch Grundlage für die Traditionen des Zen-Buddhismus in Japan geworden sind. Sie können unterstützend auf dem Weg wirken, in den Zustand des freien und empfänglichen Geistes zu gelangen.

Die klassischen Sammlungen bestehen aus dem Koan selbst, dem Kommentar und der Erläuterung. Die Autoren haben zu jedem Koan Hinweise ergänzt, die den Bezug zum Weg des Therapeuten verdeutlichen sollen.

Die Koans (*gōngàn* 公案) aus dem Mumonkan (*Wúménguān* 無門關) und dem Hekigan Roku (*Bìyán lù* 碧巖錄)

Mumonkan Nr. 15: Tozans drei Hiebe [7]

Tozan begab sich zu Ummon. Ummon fragte ihn, woher er gekommen sei. Tozan sagte: „Aus dem Dorfe Sato." Ummon fragte: „In welchem Tempel hieltest du dich den Sommer über auf?" Tozan antwortete: „Im Tempel von Hogi, südlich des Sees." „Wann bist du von dort weggegangen?" fragte Ummon und war neugierig, wie lange Tozan wohl damit fortfahren mochte, sachliche Antworten zu geben. „Am 25. August", antwortete Tozan. Ummon sagte: „Ich sollte dir drei Hiebe mit dem Stock geben, aber heute verzeihe ich dir." Am nächsten Tag verneigte sich Tozan vor Ummon und fragte: „Gestern habt ihr mir drei Hiebe vergeben. Ich weiß nicht, warum ihr glaubtet, ich sei im Unrecht." Ummon sagte, indem er Tozans geistlose Antworten tadelte: „Du taugst zu gar nichts. Du wanderst einfach von einem Kloster zum anderen." Bevor Ummon zu Ende gesprochen hatte, wurde Tozan erleuchtet. (> Abb. 12.1)

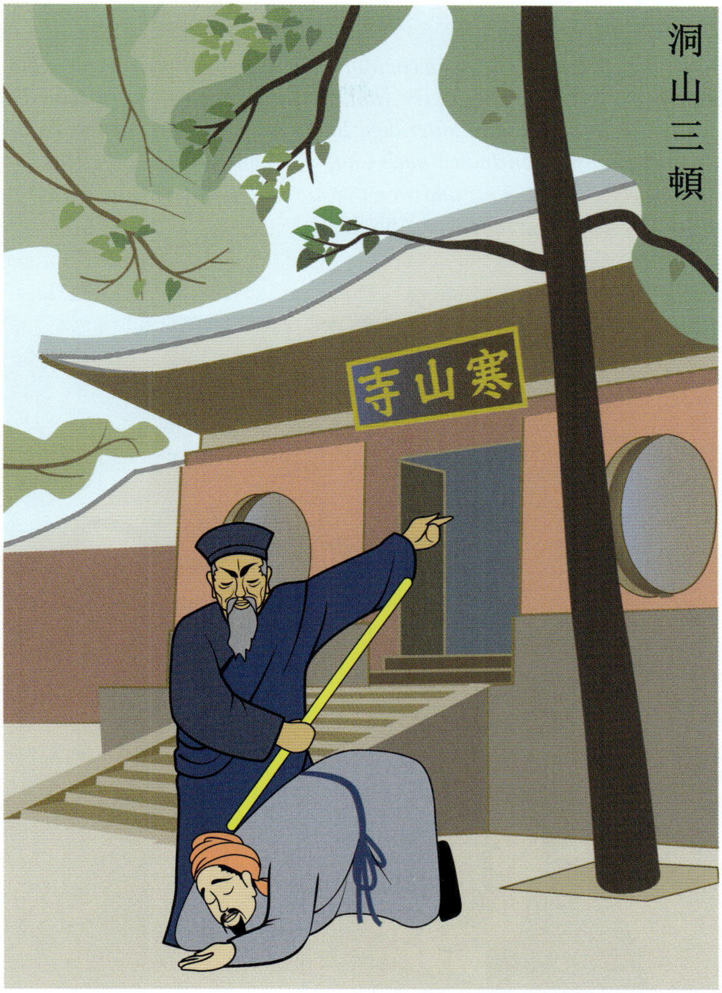

Abb. 12.1 Tozans drei Hiebe [L255]

Mumonkan Nr. 5: Kyogen besteigt den Baum [7]

Kyogen sagte: „Zen ist, wie wenn ein Mann mit seinen Zähnen an einem Baum über einem Abgrund hängt. Seine Hände erfassen keinen Zweig, seine Füße ruhen auf keinem Ast, und unter dem Baum fragt ihn ein anderer: ‚Warum kam Bodhidharma von Indien nach China?' Wenn der Mann an dem Baum nicht antwortet, versagt er; und wenn er antwortet, fällt er und verliert sein Leben. Was soll er also tun?" (➤ Abb. 12.2)

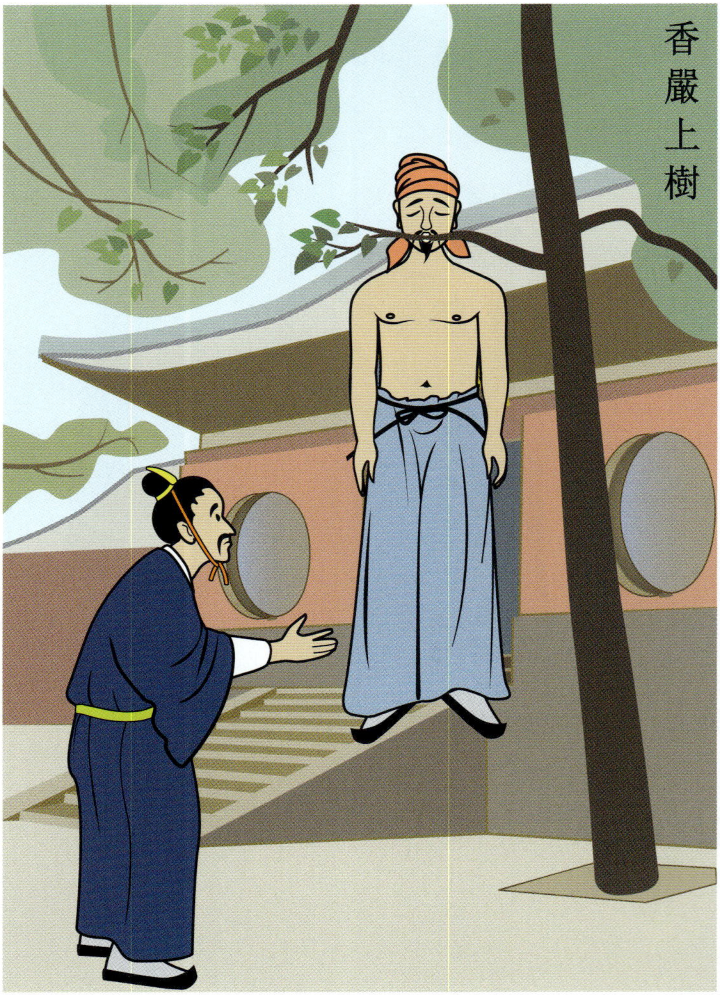

Abb. 12.2 Kyogen besteigt den Baum [L255]

Mumonkan Nr. 38: Eine Eiche im Garten [7]

Ein Mönch fragte Joshu, warum Bodhidharma nach China gekommen war. Joshu sagte: „Eine Eiche im Garten." (➤ Abb. 12.3)

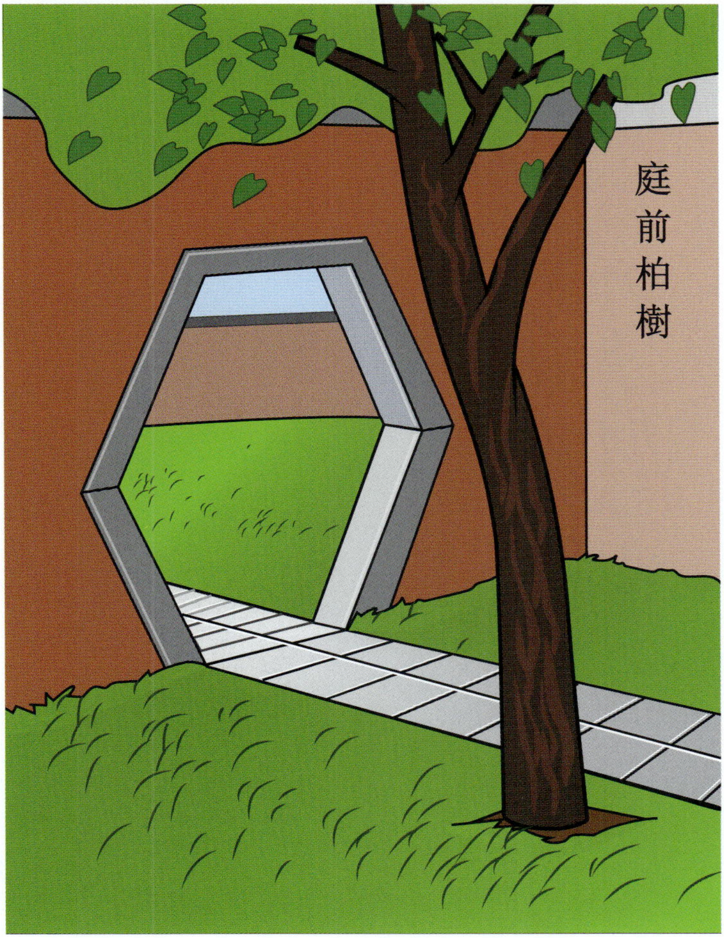

Abb. 12.3 Eine Eiche im Garten [L255]

Mumonkan Nr. 46: Vorwärts von der Spitze des Pfahls [7]

Sekiso fragte: „Wie könnt ihr von der Spitze eines hundert Fuß hohen Pfahls aus vorwärts gehen?“ Ein anderer Zen-Meister sagte: „Einer, der auf der Spitze eines hundert Fuß hohen Pfahls sitzt, hat eine gewisse Höhe erreicht, aber noch immer geht er mit Zen nicht frei um. Er sollte von dort aus vorwärts gehen und mit seinem ganzen Körper in den zehn Teilen der Welt erscheinen.“ (➤ Abb. 12.4)

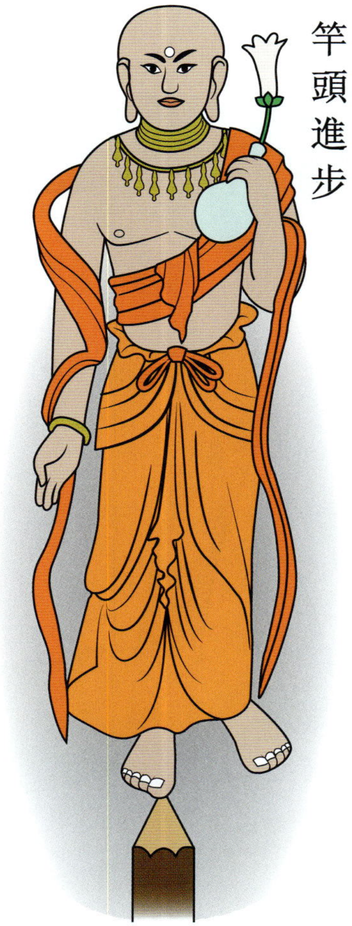

Abb. 12.4 Vorwärts von der Spitze des Pfahls [L255]

Hekigan Roku Nr. 87: Ummons „Medizin und Krankheit heilen sich gegenseitig“ [2]

Meister Ummon sagte zu seinen Schülern: „Medizin und Krankheit heilen sich gegenseitig. Die ganze Erde ist Medizin. Wo befindet ihr euch selber?“ (➤ Abb. 12.5)

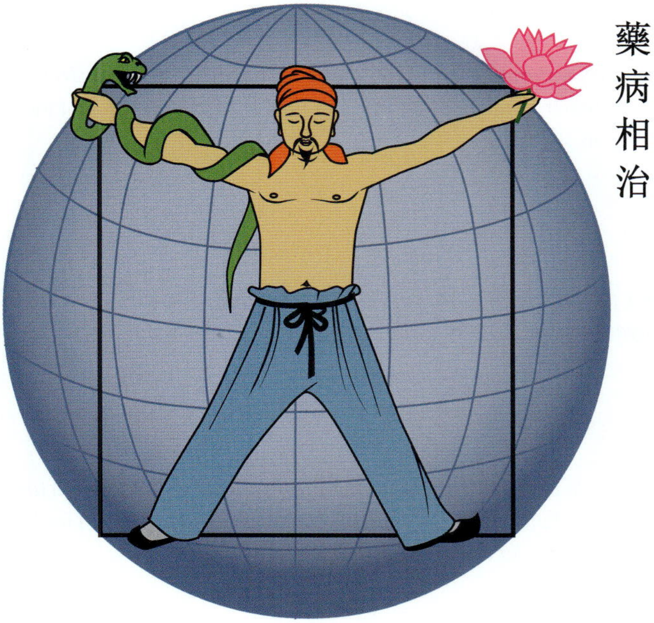

Abb. 12.5 Medizin und Krankheit heilen sich gegenseitig [L255]

Die Koan-Kommentare

Mumonkan Nr. 15: Tozans drei Hiebe [7]

Die Löwin belehrt ihre Jungen auf raue Weise, die Jungen springen herum, und sie stößt sie nieder. Als Ummon Tozan sah, traf sein erster Pfeil nur leicht. Sein zweiter Pfeil schoss tief.

Mumonkan Nr. 5: Kyogen besteigt den Baum [7]

Kyogen ist wahrhaftig ein Narr, dieses egotötende Gift auszustreuen, das die Münder seiner Schüler verschließt und ihre Tränen strömen lässt aus ihren toten Augen.

Mumonkan Nr. 38: Eine Eiche im Garten [7]

Wenn jemand Joshus Antwort eindeutig versteht, so gibt es keinen Buddha Shakyamuni vor ihm und keinen zukünftigen Buddha nach ihm.

Mumonkan Nr. 46: Vorwärts von der Spitze des Pfahls [7]

Der Mensch, dem das dritte Auge der Einsicht fehlt, klammert sich an das Maß von hundert Fuß. Solch ein Mensch wird dort herunterspringen und sich töten, wie ein Blinder, der andere Blinde in die Irre führt.

Hekigan Roku Nr. 87: Ummons „Medizin und Krankheit heilen sich gegenseitig" [2]

Die ganze Erde ist Medizin.
Alte und Junge, die Menschen machen einen großen Fehler.
Schließe das Tor, aber baue dir keinen Wagen.
Das Universum ist die Autobahn, riesig und weit.
Falsch, alles ist falsch!
Obwohl sie ihre Nasen bis in den Himmel stecken,
werden sie doch durchbohrt.

Die Koan-Erläuterungen

Mumonkan Nr. 15: Tozans drei Hiebe [7]

Ummon fütterte Tozan mit guter Zen-Speise. Wenn Tozan sie verdauen kann, so darf Ummon ein weiteres Mitglied zu seiner Familie zählen. Am Abend schwamm Tozan in einem See von Gut und Böse herum, aber in der Morgen-

dämmerung knackte Ummon seine Nuss. Doch letztlich war er nicht gar so gewitzt. Nun möchte ich fragen: Hat Tozan die drei Hiebe verdient? Wenn ihr ja sagt, so verdient sie nicht nur Tozan, sondern jeder von euch. Wenn ihr nein sagt, so ist Ummon ein Lügner. Wenn ihr diese Frage klar beantwortet, so könnt ihr dieselbe Speise essen wie Tozan.

Mumonkan Nr. 5: Kyogen besteigt den Baum [7]

In solch einer misslichen Lage ist die größte Beredsamkeit nutzlos. Wenn du alle Sutras auswendig gelernt hast, kannst du sie nicht anwenden. Wenn du die richtige Antwort geben kannst, und möge auch dein vergangener Weg ein Weg des Todes gewesen sein, so eröffnest du nun einen anderen Weg des Lebens. Aber wenn du nicht antworten kannst, so sollst du noch viele Lebensalter leben und den zukünftigen Buddha Maitreya fragen.

Mumonkan Nr. 38: Eine Eiche im Garten [7]

Worte können nicht alles beschreiben. Die Botschaft des Herzens kann nicht mit Worten vermittelt werden. Wenn einer Worte wörtlich nimmt, ist er verloren. Wenn er mit Worten zu erklären versucht, wird er die Erleuchtung nicht in diesem Leben erlangen.

Mumonkan Nr. 46: Vorwärts von der Spitze des Pfahls [7]

Es kann einer Schritt vor Schritt setzen oder sich frei auf der Spitze eines Pfahls herumdrehen. In jedem Falle sollte er anerkannt werden. Ich möchte jedoch euch Mönche fragen: Wie wollt ihr von der Spitze dieses Pfahls aus vorwärts gehen? Passt auf!

Hekigan Roku Nr. 87: Ummons „Medizin und Krankheit heilen sich gegenseitig" [2]

Der Mensch mit klaren Augen kennt keine Hindernisse. Manchmal steht er auf der Spitze des Berges, umgeben von dichtem Unkraut. Manchmal befindet er sich auf dem belebtesten Marktplatz und genießt die vollkommene Ruhe des Geistes. Wenn er mit der Wut von Nada erscheint, dann hat er drei Gesichter und sechs Arme. Wenn er die Barmherzigkeit des Sonnengesichtigen und des Mondgesichtigen zeigt, dann strahlt er das allumfassende Licht des Erbarmens aus. Mit jedem Körnchen seines Daseins zeigt er alle Körper eines Buddha, und unter die Leute gemischt trampelt er durch den Schmutz. Wenn er eine überweltliche Handlung vollbringt, können ihm selbst die Buddhas nicht folgen, und tausend Heilige müssten nach dreitausend Meilen auf ihrem Weg umkehren. Gibt es einen unter euch, der es ihm gleichtun kann? Seht das Folgende.

Anmerkungen der Autoren

Ein Koan ist kein Gedankenspiel, keine Rätselaufgabe, keine Gelegenheit, seine eigene Klugheit zu beweisen. Es ist ein Weckruf an unseren Geist, aus dem Schlaf des Denkens zu erwachen und aus dem Modus des Verstandes in den Zustand des klaren Bewusstseins einzutreten, das erst wahre Einsicht ermöglicht. Der Leser sollte die Anmerkungen der Autoren nicht als Auflösung des Rätsels missverstehen. Es sind Angebote, die Anregungen des Koans mit der eigenen Lebenswelt zu verknüpfen.

Mumonkan Nr. 15: Tozans drei Hiebe

Manchmal ist körperlicher Schmerz der einzige Ruf der Seele, der noch an die Oberfläche gelangt. Aber nur wenn das oberflächliche Verständnis überwunden wird, kann man zu den Wurzeln vordringen. Das Herz muss die Verstrickungen spüren, um sich endlich befreien zu können.

Mumonkan Nr. 5: Kyogen besteigt den Baum

Wenn Krankheiten nicht heilen, das Leben bedrohen und kein Ausweg zu finden ist, hat es seine Bedeutung. Der Versuch auszuweichen führt ins Verderben. Sich nicht zu verbeißen in Dogmen und den Tod nicht zu fürchten, nicht vorschnelle kluge Antworten geben zu wollen, nicht einmal einen Strohhalm ergreifen zu wollen: das ist die Devise. Ein kluger Herr Krishnamurti sagte sinngemäß einst: „Probleme werden nicht dadurch gelöst, dass man versucht sie zu lösen. Sie lösen sich, wenn man ergründet hat, warum es überhaupt ein Problem gibt, und wie es sich gebildet hat.“ [5]

Mumonkan Nr. 38: Eine Eiche im Garten

Wer nicht weiß, warum er Arzt geworden ist, oder nicht weiß, warum er krank geworden ist, muss zunächst in die Gegenwart zurückkehren. Dies mit Worten erklären zu wollen, ergäbe nur Unsinn. Patienten und Ärzte wollen oft Erklärungen für etwas, was sie nicht verstanden haben. Eine gute Erklärung bedarf der Klarheit viel mehr als der klugen Gedanken und Worte.

Mumonkan Nr. 46: Vorwärts von der Spitze des Pfahls

Einstein soll gesagt haben: „Probleme kann man niemals mit derselben Denkweise lösen, durch die sie entstanden sind.“ Auch wenn wir es damit auf die Spitze treiben, bleibt unsere Sicht begrenzt. Erst über den Wipfeln gelingt ein neuer Blick. Glaube nie, dass eine Diagnose, eine Erkenntnis, eine Maßnahme endgültig ist. Man muss immer schauen, wann die Zeit gekommen ist, das Gegebene loszulassen, um über die zuletzt erreichte Stufe hinauszugehen.

Was der Arzt viel stärker verteidigen sollte als seine Glaubenssätze, ist seine Freiheit, diese im gegebenen Fall aufzugeben.

Hekigan Roku Nr. 87: Ummons „Medizin und Krankheit heilen sich gegenseitig"

Jede Krankheit birgt ihre heilsame Medizin bereits in sich. Zu diesem tief versteckten Ort muss der Arzt seinen Patienten mit Klarheit und Mitgefühl führen, ohne Angst und ohne selbst (verwickelt) krank zu werden. In der einen Hand umfasst er die Krankheit, in der anderen hält er die Medizin. Nach unzähligen Schlangenbissen fließt das immunisierende Serum in seinen Adern.

Über allen Gipfeln
Ist Ruh',
In allen Wipfeln
Spürest du
Kaum einen Hauch;
Die Vögelein schweigen im Walde.
Warte nur, balde
Ruhest du auch.

Johann Wolfgang von Goethe (1749–1832) [6]

KAPITEL

13 Überlieferungen aus der klassischen chinesischen Kultur 文

文

Mit den folgenden Exzerpten soll verdeutlich werden, wie stark die Konzepte der Altchinesischen Medizin in allen weiteren Ausprägungen der chinesischen Kultur verwurzelt sind. Im klassischen chinesischen Verständnis finden Medizin und Heilung nicht in einem separaten Raum der Lebenswelt statt, sondern sind Ausdruck der alles durchdringenden Ordnung des Lebens, genannt DAO.

Frühling und Herbst des Lü Buwei, Buch 3, Kapitel 3
呂氏春秋 · 季春紀 · 先己

Tang fragte den I Yin: »Wie macht man's, wenn man die Welt gewinnen will?« I Yin erwiderte: »Wenn man die Welt gewinnen will, lässt sich die Welt nicht gewinnen; aber sie lässt sich gewinnen, wenn man zuerst seinen eigenen Leib gewinnt.«

Die Grundlage aller Dinge ist es, dass man zuerst den eigenen Leib in Ordnung bringt und ihn als kostbares Gut zu schätzen weiß. Man muss stets neue Kräfte benützen und die veralteten abstoßen, so werden die Nervenbahnen gute Leiter der Lebenskraft. Wenn man die Lebenskraft täglich erneuert und die störenden Kräfte alle entfernt, so wird man seines Lebens Jahre vollenden. Wer das kann, heißt ein wahrer Mensch. [3]

Kommentar der Autoren

Die übliche Medizinausbildung besteht in dem Erwerb von Wissen und Techniken. Der Weg nach Innen, die Selbstoffenbarung, das Bewusstsein für den eigenen Beitrag in der Erschaffung einer Realität, eines Gedankens, einer Empfindung, diese Aspekte werden wenig berührt und sind meist auf Gebiete wie die Psychotherapie oder Psychosomatische Medizin beschränkt. Die Altchinesische Medizin kann ohne diese innere Arbeit an sich selbst nicht erfasst werden.

Zhuangzi, Buch 26, „Außendinge", Kapitel 9
莊子 · 雜篇 · 外物

Ein offenes Auge sieht klar; ein offenes Ohr hört genau; eine offene Nase riecht differenziert; eine offene Zunge schmeckt fein; ein offener Verstand führt zu klarem Verstehen; offenes Wissen führt zu Integrität. Was immer dem WEG entspricht, verträgt es nicht, verstopft zu werden. Wird es verstopft, dann erstickt es. Erstickt man es zu lange, dann beginnt es zu stagnieren. Wo es zur Stagnation kommt, da entsteht ein ganzer Wust von schädlichen Einflüssen.

Damit Dinge zu Wissen gelangen können, müssen sie atmen können. Ist der Atem nicht voll, so kann man nicht den Himmel dafür verantwortlich machen. Tag und Nacht durchdringt der Himmel sie damit, ohne jegliche Unterbre-

chung, aber der Mensch stellt sich dagegen und blockiert die Öffnungen. Die Bauchhöhle ist geräumig; der Geist unternimmt seine himmlischen Wanderungen. Ist ihre Wohnung nicht geräumig genug, dann werden Ehefrau und Schwiegermutter sich streiten; lässt man dem Geist nicht seine himmlischen Wanderungen, dann werden die sechs Sinne einander in die Quere kommen. Die weiten Wälder, Hügel und Berge sind für den Menschen deshalb so großartig, weil sein Geist sie nicht bezwingen kann. [4]

Kommentar der Autoren

Wissen und Fertigkeiten in der Medizin werden gewöhnlich hierarchisch und in geschlossenen, nicht durchlässigen Deutungshoheiten verwaltet und beherrscht. Insbesondere der aktuelle Umgang mit dem Konzept der Evidenzbasierung dient in erster Linie der Verfestigung des Einflusses eines industrienahen Mainstreams und nicht der Förderung einer Offenheit in der Abwägung von Möglichkeiten in Diagnostik und Therapie. Der Arzt wird zum Instrument einer verbindlichen Evidenzmechanik degradiert, in der Individualität und Eigenständigkeit der beteiligten Personen keine Rolle mehr spielen. Zhuangzi macht deutlich, dass ein solches Vorgehen dem Leben schadet und der menschlichen Natur zuwider läuft.

Zhuangzi, Buch 26 „Außendinge", Kapitel 13
莊子・雜篇・外物

Mit einer Reuse fängt man Fische; hast du den Fisch gefangen, kannst du die Reuse vergessen. Eine Schlinge braucht man zum Fangen von Kaninchen; ist das Kaninchen gefangen, kannst du die Schlinge vergessen. Mit Wörtern fängt man Ideen ein; hast du die Idee erst einmal begriffen, kannst du die Wörter vergessen. Wo finde ich nur einen Menschen, der die Wörter zu vergessen weiß, so dass ich einige Worte mit ihm wechseln könnte? [4]

Kommentar der Autoren

In der modernen Medizin stehen die Patienten und Akteure im Bann der Technologie und der materialistischen Weltanschauung. Alles scheint messbar oder im Bild darstellbar zu sein. Verständnis lässt sich allerdings nicht messen oder tomografieren. Wir müssen den Schwerpunkt wieder von den Werkzeugen weg auf die eigentliche Arbeit und die Zielsetzungen lenken. Es ist weniger entscheidend festzustellen, mit welchem Gerät wir Informationen über den Patienten erhalten haben, als Klarheit darüber zu erlangen, welche Bedeutung diese Informationen im Rahmen der Erkrankung haben und welche Konsequenzen sich für den Patienten daraus ergeben.

Dàodéjīng, die erste Eröffnung 道德經第一章

dào kě dào, fēi cháng dào.
míng kě míng, fēi cháng míng.
wú míng, tiān dì zhī shǐ;
yǒu míng, wàn wù zhī mǔ.
gù cháng wú yù, yǐ guàn qí miào;
cháng yǒu yù, yǐ guàn qí jiǎo.
cǐ liǎng zhě, tóng chū ér yì míng;
tóng wèi zhī xuán.
xuán zhī yòu xuán,
zhòng miào zhī mén.

道可道非常道
名可名非常名
無名天地之始有名萬物之母
故常無欲以觀其妙常有欲以觀其徼
此兩者同出而異名同謂之玄
玄之又玄眾妙之門

Das DAO, das man aussprechen kann, ist nicht das immerwährende Dao.
Der Name, den man benennen kann, ist nicht der immerwährende Name.
Ohne Namen ist der Beginn von Himmel und Erde; das Benannte ist die Mutter der Zehntausend Dinge.
Daher: mit grundlegender Begierdelosigkeit betrachtet man seine Wunder, mit grundlegender Begierde betrachtet man seine Grenzen.
Diese beiden haben einen gemeinsamen Ausgang, aber verschiedene Bezeichnungen; zusammen nennen wir das ein Mysterium.
Des Mysteriums noch größeres Mysterium ist die Pforte zu mannigfachen Wundern.

Kommentar der Autoren

Worte, Ideen, Konzepte und Absichten sind immer begrenzt. In seinem Wesen ist der Mensch als Teil der Schöpfung nicht nur den Fakten, sondern auch dem Wunder verbunden. Die Betroffenheit von Krankheit und Leid in einzelnen Menschen als Kranksein ist einzigartig, unendlich vielfältig und nicht kalkulierbar. Nur wenn die Grenzen der Worte, Bezeichnungen, Kategorien und vorgefertigten Modelle überschritten werden, ist ein umfassendes Verständnis möglich. Dies ist die Voraussetzung für eine nachhaltige und tiefgreifende Veränderung.

Dàodéjīng, die elfte Eröffnung 道德經第十一章

sān shí fǔ, gòng yī gǔ, dāng qí wú,
yǒu chē zhī yòng.
yán zhí yǐ wéi qì, dāng qí wú,
yǒu qì zhī yòng.
záo hù yǒu yǐ wéi shì, dāng qí wú,
yǒu shì zhī yòng.
gù yǒu zhī yǐ wéi lì, wú zhī yǐ wéi yòng.

三十輻共一轂當其無有車之用
埏埴以為器當其無有器之用
鑿戶牖以為室當其無有室之用
故有之以為利無之以為用

Dreißig Speichen vereinen sich in einer Nabe;
dank ihres Nicht-Seins ergibt sich die Brauchbarkeit des Rads.
Eine Begrenzung aus Lehm formt ein Gefäß;
dank seines Nicht-Seins ergibt sich die Brauchbarkeit des Gefäßes.
Aus gemeißelten Tür- und Fensterdurchbrüchen entsteht eine Kammer;
dank ihres Nicht-Seins ergibt sich die Brauchbarkeit der Kammer.
Daher: das Sein erzeugt Nutzen, das Nicht-Sein Brauchbarkeit.

Kommentar der Autoren

„*Das Wesentliche ist für das Auge unsichtbar.*" Diese Hinterlassenschaft von Antoine de Saint-Exupéry sollte auch auf die Medizin bezogen werden. Üblicherweise ist die Medizin im Fassbaren, im „Sein" verhaftet. Bei chronischen Erkrankungen, rätselhaften Erkrankungen, lebenszeitbegrenzenden Erkrankungen ist die Dimension des „Unfassbaren" wesentlich mitbetroffen. Nur durch die Hinwendung an dieses Nicht-dingfest-zu-machende kann die Begrenztheit der materialistischen Medizin überwunden werden. Dazu gehört die Fähigkeit des Arztes, in den Zustand der Aufnahmefähigkeit, der vollkommenen, ungeteilten Aufmerksamkeit zu treten. Durch sein Leer-Sein, sein Gefüllt-werden-können wird der Arzt zu einem brauchbaren Gegenüber.

Dàodéjīng, die 42. Eröffnung 道德經第四十二章

dào shēng yī, yī shēng èr, èr shēng sān,
sān shēng wàn wù.
wàn wù fù yīn ér bāo yáng,
chóng qì yǐ wéi hé.
rén zhī suǒ wù, wéi dū, guǎ, bú gǔ,
ér wáng gōng yǐ wéi chéng.
gù wù huò sǔn zhī ér yì,
huò yì zhī ér sǔn.
rén zhī suǒ jiào, wǒ yì jiào zhī:
qiáng liáng zhě bù dé qí sǐ,
wú jiāng yǐ wèi jiào fù.

道生一一生二二生三三生萬物
萬物負陰而抱陽沖氣以為和
人之所惡唯孤寡不谷而王公以為稱
故物或損之而益或益之而損
人之所教我亦教之
強梁者不得其死吾將以為教父

Das Dao bringt die Einheit hervor, die Einheit die Dualität, die Dualität die Trinität, die Trinität die Zehntausend Dinge.
Die Zehntausend Dinge stützen sich auf das Yin und umfassen das Yang.
Durchströmt von Qi stehen sie in Harmonie.
Was die Menschen fürchten ist Vereinsamung, Verwaisung und Verarmung; doch Könige und Fürsten machen dies zu ihrem Ruf.
Daher: manche Dinge richten Schaden an, und steigern doch den Wert; andere Dinge steigern den Wert und richten dadurch Schaden an.
Was die Menschen lehren, das lehre ich auch: was feststeht wie ein Balken, stirbt nicht seinen Tod. Darauf will ich meine Lehre gründen.

Kommentar der Autoren

Hier wird der Blick auf die daoistische Vorstellung der Kosmogenie eröffnet. Gleichzeitig wird aufgezeigt, wie man angesichts der schier unendlichen Zersplitterung in Einzelerscheinungen dennoch wieder zum Ursprung aller Dinge zurückfinden kann. Aus der ununterschiedenen Alleinheit des DAO verdichtet sich der Uranfang aller Dinge. So wie aus der Singularität des Urknalls eine Dualität entsteht (Protonen und Elektronen), und weiter eine Dreiheit mit dem Auftreten von Neutronen, so gestaltet sich auch die Welt.

Aus der Ureinheit bilden sich ihre polaren Grenzen: Himmel und Erde. Zwischen Himmel und Erde steht der Mensch. Im Spannungsfeld von Yin und Yang nutzt der Mensch die Kraft des Qi, um den ständigen Ausgleich herbeizuführen. Die Menschen wünschen sich, in Beziehung zueinander zu stehen; doch die Anführer der Menschen betonen ihr Alleinsein, ihre Unabhängigkeit.

Zurückhaltung in den Beziehungen, Distanz zu den Gewohnheiten der Menschen, das scheint von Nachteil zu sein, weil es Absonderung bedingen kann. Doch die Vermeidung von Verwicklung in den Beziehungen ist von Wert, wenn man mit Führungsaufgaben betraut ist.

Wird die Bedeutung der Dinge übermäßig betont, eines wertvoller als das andere angesehen, werden Ansprüche abgeleitet oder Selbstdarstellungen betrieben, dann mag dies die Dinge und Menschen in ihrem Wert über anderes und andere stellen. Doch genau dies ist schädlich, denn es bedingt Konkurrenz, Streit und Kampf. So können sich verantwortungsvolle Führer, verleitet durch die Macht, in selbstsüchtige Tyrannen verwandeln.

Sich nicht verleiten zu lassen, fest zu stehen und nicht den Verlockungen von Ruhm, Ehre und Besitz, Beliebtheit und Bewunderung nachzugeben, das ist die Übung des Lebens. Das ist die große Lehre, die verhindert, dass man im Strudel der Versuchungen des Lebens untergeht (➤ Abb. 13.1).

Bildnis des Ohne-Höchsten

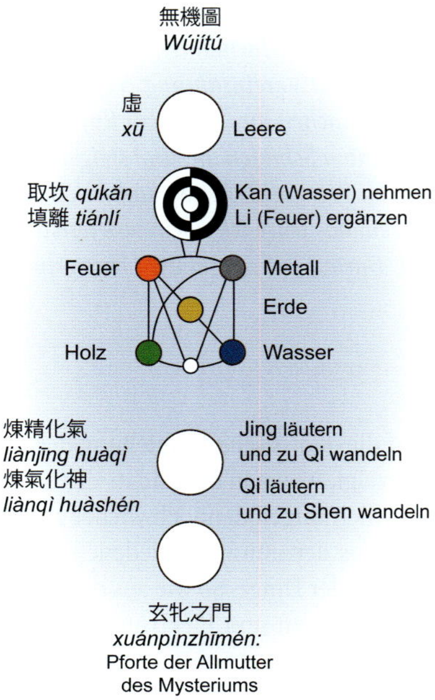

Abb. 13.1 Bildnis des Ohne-Höchsten (*wújítú* 無極圖) nach den Illustrationen in den Werken des Song-zeitlichen Neo-Konfuzianers Zhōu Dūnyí (周敦頤, 1017–1073) und der Deutung des daoistischen Meisters Chén Tuán (陳摶, † 989) [L255]

Kommentar der Autoren

Die Unendliche Vielfalt des Universums entstammt einem einzigen Ursprung (➤ Abb. 13.2). Alle Teilungen gehen auf den Urknall zurück. Elektronen bleiben über Raum und Zeit hinaus miteinander verknüpft. Die erste Spaltung bringt eine duale Polarität hervor. In der Bezogenheit der Gegensätze findet die Entstehung aus der Ur-Leere ihre Kontinuität. Dies leitet in die Dreiheit über.

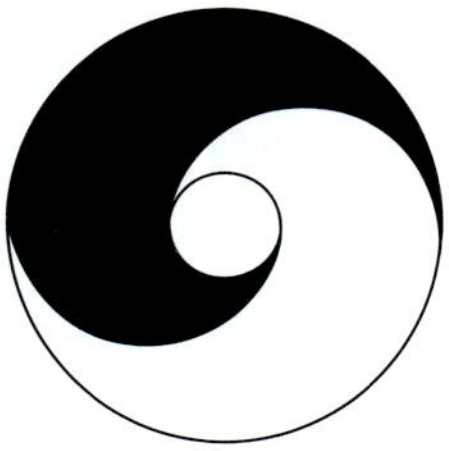

Abb. 13.2 Taiji-Monade, die den Uranfang im Zentrum einschließt [L255]

Die weiteren Spaltungen lassen sich den Fünf Grundwesenheiten (➤ Kap. 10) entsprechend ordnen. Die Bezogenheit der Grundwesenheiten aufeinander führt die Einheit im Ursprung fort. Die Grundwesenheiten wandeln sich ineinander. So können die materiellen Grundlagen in Lebenskraft transformiert und die Lebenskraft in Bewusstsein umgewandelt werden. Das Bewusstsein knüpft wieder an die ursprüngliche Einheit, die Mutter aller Dinge an.

Die Kultivierung des Bewusstseins ermöglicht die Verbindung mit dem Leiden des Patienten, seiner Entstehung und den Wegen seiner Auflösung. Durch die auf den Urknall zurückgehende Verbindung aller Elektronen und energetischen Felder miteinander ist der Austausch von Informationen und das Auslösen von Prozessen nicht zwingend von Materie, Raum oder Zeit bestimmt.

Dies erklärt unter anderem, warum die Wirksamkeit einer Behandlung auch vom Kontext, von Intention und der Bedeutungszuweisung („meaning response") bestimmt wird. Wenn der Arzt zu diesem Bewusstsein vordringt, erscheinen seine Behandlungen wie Wunderwirkungen. Tatsächlich werden nur natürliche Kräfte genutzt, die allerdings allein dem Menschen für den Menschen, nicht den Maschinen, zur Verfügung stehen.

Dàodé jīng, die 81. Eröffnung 道德經第八十一章

xìn yán bù měi,
měi yán bù xìn.
shàn zhě bú biàn,
biàn zhě bú shàn.
zhī zhě bù bó,
bó zhě bù zhī.
shèng rén bù jī;
jì yǐ wéi rén, jǐ yù yǒu.
jì yǐ yǔ rén, jǐ yù duō.
tiān zhī dào, lì ér bú hài.
shèng rén zhī dào,
wéi ér bú zhèng.

信言不美美言不信
善者不辯辯者不善
知者不愽愽者不知
聖人不積既以為人己愈有
既以與人己愈多
天之道利而不害
聖人之道為而不爭

Glaubwürdige Worte sind nicht schön,
schöne Worte sind nicht glaubwürdig.
Der Vortreffliche rechtfertigt nicht,
der Rechtfertigende ist nicht vortrefflich.
Der Wissende prahlt nicht mit Gelehrsamkeit,
dem Gelehrten fehlt das tiefe Wissen.
Der Weise häuft nichts an.
Je mehr er anderen dient, desto mehr bleibt für ihn selbst.
Je mehr er anderen gibt, desto reicher wird er selbst.
Das Dao des Himmels ist es, zu nutzen ohne zu verletzen.
Das Dao des Weisen ist es, zu dienen ohne zu streiten.

Kommentar der Autoren

Wir werden daran gewöhnt, Evidenz aus der Anhäufung von Wissen und der Systematisierung von Erfahrung abzuleiten. Wahre Medizin kann nicht auf das Ausführen vorgefertigter Rezepte beschränkt bleiben. Eine abwägend-kritische Haltung darf niemals aufgegeben werden, um über das scheinbar Einleuchtende hinausgehen zu können und das Unmögliche zu ermöglichen. Um eine erweiterte Medizin praktizieren zu können, muss die Selbstsucht überwunden und eine innere Haltung der demütigen Hinwendung entwickelt werden.

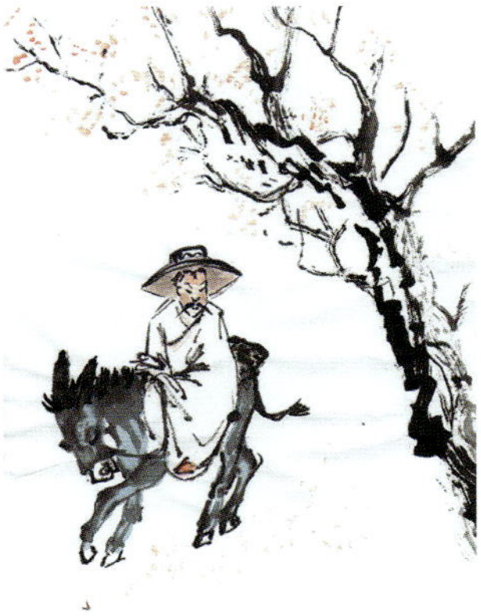

Wozu wollt ihr in ein Zen-Kloster? Lebt euer Leben aus eigener Kraft und achtet nicht auf das, was andere sagen.

Meister Foyan (Fóyǎn Qīngyuǎn 佛眼清遠, 1067–1120) [1] [O1065]

KAPITEL

14 Der verwandelte Therapeut 化

化

Innere Wandlung

Die in diesem kleinen Leitfaden vorgestellten Übungen und Praktiken initiieren bei dem Befolger grundlegende Veränderungen auf allen Ebenen des Seins, den leiblichen, seelischen und geistigen Dimensionen, um schließlich den „Wahren Menschen" (*zhēnrén* 真人) hervorzubringen. Die chinesischen Weisheitsbücher wie auch die klassischen Leitfäden der Altchinesischen Medizin weisen darauf hin, dass der Weg zur Meisterschaft nicht allein durch das Aneignen äußerer Techniken und Fertigkeiten beschritten werden kann.

Die Möglichkeiten des Therapeuten bleiben unvollkommen und beschränkt, wenn die Notwendigkeit der Freilegung des wahren Selbst nicht erkannt und der Prozess der durchgreifenden inneren Wandlung nicht in Gang gesetzt wird. Nur so wird der Therapeut in die Lage versetzt, eine tiefgreifende Verbesserung des Gesundheitszustands zu ermöglichen. Diese in Geist und Seele wurzelnde Wandlung stellt eine fortwährende Entwicklung durch Transformation des Egos dar. Die Kernpunkte dieser Veränderung hin zum wahren Selbst sollen nun in den einzelnen Aspekten benannt werden:

Die Vereinzelung im „Ich" wandelt sich
in die Kommunion mit dem Ganzen im „Wir" und „All",
Hass wandelt sich in Liebe,
Materialismus wandelt sich in Spiritualität.
Abtrennung wandelt sich in Verbundenheit.
Wut wandelt sich in Sanftmut.
Stolz wandelt sich in Bescheidenheit.
Streitbarkeit wandelt sich in Friedfertigkeit.
Feindseligkeit wandelt sich in Wohlwollen.
Unbarmherzigkeit wandelt sich in Barmherzigkeit.
Erbarmungslosigkeit wandelt sich in Erbarmen.
Eifersucht wandelt sich in geteilte Freude.
Herzlosigkeit wandelt sich in Herzensgüte.
Verschlossenheit wandelt sich in Offenheit.
Gefühllosigkeit wandelt sich in Mitgefühl.
Anklage wandelt sich in Vergebung.
Respektlosigkeit wandelt sich in Respekt.
Intoleranz wandelt sich in Toleranz.
Klagsamkeit wandelt sich in Tapferkeit.
Tadel wandelt sich in Einsicht.
Undankbarkeit wandelt sich in Dankbarkeit.
Selbstsucht wandelt sich in Opferbereitschaft.
Eitelkeit wandelt sich in Natürlichkeit.
Geiz wandelt sich in Großmut.
Heuchelei wandelt sich in Aufrichtigkeit.
Geltungsdrang wandelt sich in Zusammenwirken.
Opportunismus wandelt sich in Solidität.
Misanthropie wandelt sich in soziale Kompetenz.
Machtstreben wandelt sich in Integrität.
Herrschaft wandelt sich in Dienen.
Egoismus wandelt sich in Altruismus.
Missgunst wandelt sich in Gönnen.
Missbrauch wandelt sich in Fürsorge.
Missachtung wandelt sich in Anerkennung.
Wahn wandelt sich in Weisheit.
Hochmut wandelt sich in Demut.
Ignoranz wandelt sich in Wissen.
Feigheit wandelt sich in Edelmut.
Indifferenz wandelt sich in Entschlossenheit.
Selbstverleugnung wandelt sich in Selbstachtung.
Widerstand wandelt sich in Ergebenheit.
Verwicklung wandelt sich in Schlichtheit.
Verletzung wandelt sich in Heilung.
Gewesenes und Angestrebtes verwurzeln sich im Sein.

KAPITEL

15 Schlusswort 結

結

Bereits während des Medizinstudiums bemerkten wir, dass unser gewohntes „schulmedizinisches“ Denken und die uns vermittelten Therapieformen keinesfalls ganzheitlich und umfassend sind. Der Einfluss der Emotionen als krankmachende Faktoren auf Leib und Psyche wurde lediglich am Rande betrachtet und fand in der Therapie wenig Raum als Indikator für die Heilung.

Erst durch die Hinwendung zur klassischen asiatischen Denkweise und zu komplementären Ansätzen in der Medizin, einhergehend mit einem erweiterten Krankheitsmodell und den zugehörigen Therapieoptionen, sahen wir endlich eine Chance, einen Menschen als Individuum umfassend betrachten und ihm auch dort eine Hilfestellung geben zu können, wo die etablierte Mainstreammedizin längst versagte, wie bei chronischen und malignen Erkrankungen.

Es kam uns zur Hilfe, dass sich uns dieser Weg sehr früh, während des Studiums der etablierten Medizin, eröffnete, und wir uns somit parallel unterschiedliche Heilmethoden aus aller Welt aneignen konnten. Dennoch gestaltete sich die Offenlegung der alten chinesischen Medizinweisheiten als sehr schwierig. Trotz des komplementären Charakters der asiatischen Denkweise präsentierte sich das Studium der sogenannten Traditionellen Chinesischen Medizin mit den zeitgenössischen chinesisch-, englisch- und deutschsprachigen Publikationen, den gängigen Kursangeboten und selbst einem Aufbaustudium an einer renommierten chinesischen Hochschule mit wenig Tiefgang.

Die klinische Praxis auch der Ärzte in China – mit wenigen Ausnahmen – erschien doch sehr schematisch und wenig an dem tatsächlichen Leiden der Patienten interessiert. Lehrer, bei denen Meister-Tugenden erkennbar waren, zeigten sich zunächst zurückhaltend und verschlossen. Es erforderte eine geduldige und vorsichtige Annäherung über viele Jahre, um einen gewissen Einblick in versteckte Hintergründe zu erhalten.

Wiederholt wurde auf die alten Schriften verwiesen, aber auch diese waren nicht aus dem Stehgreif zu ergründen. Das Arbeiten mit den alten Texten erforderte in gleicher Weise eine jahrelange Vorbereitung mit meditativer Versenkung auf allen Ebenen und der Unterstützung durch zugewandte Lehrer der Sprache und Kultur. Immer wieder musste der Kontakt mit der chinesischen Geistigkeit gesucht werden, um schließlich die Schlüssel zu den verborgenen Weisheiten zu finden.

Die Verbindung mit authentischen Meistern und eine beständige Praxis der Übung in der Verinnerlichung wie auch in der Entäußerung durch eigene unterrichtende Weitergabe über lange Zeit waren notwendig, um schließlich einen Zugang zu eröffnen. Auf diesem Hintergrund stellt die hier gegebene Anleitung eine Quintessenz aus den Lehren von zwei bis drei Jahrzehnten der Auseinandersetzung dar, in denen wir uns kontinuierlich den Herausforderungen gestellt haben.

Endlich fühlten wir, dass es möglich war, die Patienten mit in den Heilungsprozess einzubeziehen und sie zu motivieren, auf dem Weg zur Gesundung Verantwortung und Initiative zu übernehmen und sich auf einen persönlichen, für die Gesundung unentbehrlichen Entwicklungsprozess einzulassen.

Die Entwicklung und Anwendung wahrer therapeutischer Kräfte beruht jedoch im Kern auf der Beherrschung der ordnenden Lebenskraft Qi. Dies entspricht dem im chinesischen Schriftzeichen *zhì* 治 („behandeln“, „beherrschen“, „regeln“) ausgedrückten Prinzip, dass medizinisches Behandeln genauso wie die Herrschaft über einen Staat und die Regulierung der sozialen Beziehungen im Lenken der Lebensströme im Sinne der natürlichen Ordnung des Dao, also im Leiten der lebendigen Kraft Qi besteht. Die Fähigkeit zum Führen des Qi kann nicht durch reines Wissen und äußere Technik erworben werden, sondern ist nur über eigene Lebenspraktik innerlich zu entwickeln.

Indem wir in der Behandlung der Patienten darauf achteten, das Qi mit Hilfe dieser entwickelten Kräfte zu bewegen, konnten in vielen Fällen das Problem einer sogenannten „Therapieresistenz“ überwunden und „nicht behandelbare Fälle“ wieder in eine Therapie geführt werden. Im Verlauf der Behandlung sahen sich dann die Patienten oftmals motiviert, eine eigene Praxis der Arbeit am Qi (*qìgōng* 氣功) zu entwickeln, um die Lebenspflege und Gesunderhaltung zunehmend in die eigene Hand zu legen. Diese Praxis altchinesischer Medizin folgt den Hinweisen im 13. Kapitel des *Huángdì nèijīng* 黄帝内經, das vom „Bewegen der Essenz“ und dem „Wandeln des Qi“ spricht.

Die hier vorgelegte Einführung ist klein und liegt leicht in der Hand, doch die Umsetzung ist eine große Aufgabe mit schwerwiegender Verantwortung. Möge die Übung gelingen.

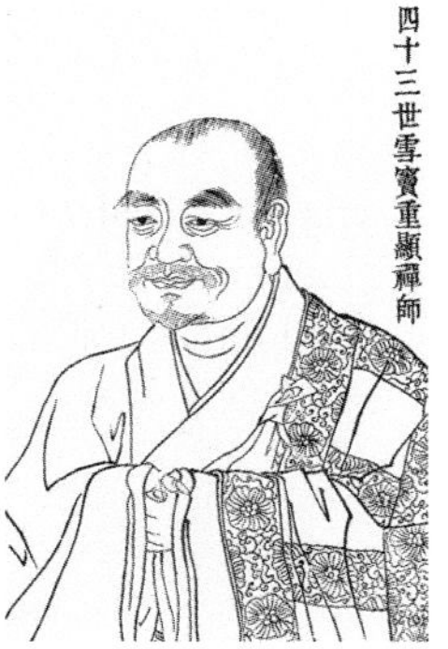

Mutig ergreifen die Weisen eine Wahrheit, sobald sie sie vernehmen. Keinen Augenblick darfst du zögern, sonst verlierst du den Kopf.

Meister Xuedou (Xuědòu Zhòngxiǎn 雪竇重顯, 980–1052) [1]

Anhang

Kleines Glossar chinesischer Ausdrücke

Pinyin	Schriftzeichen	Übertragung ins Deutsche
chán	禪	*Zen*
dāntián	丹田	*Zinnoberfeld (oberes, mittleres, unteres)*
dào	道	*wörtlich: der Weg; in der erweiterten Bedeutung: die universale Ordnung des Seins*
dūmài	督脈	*lenkendes Gefäß*
jīng	精	*Essenz*
jiāo	焦	*„Erwärmer" (oberer, mittlerer, unterer)*
míngmìng	明命	*Erhellung des Schicksals*
qì	氣	*Lebenskraft*
xiéqì	邪氣	*schrägläufiges (pathogenes) Qi*
zhēnqì	真氣	*aufrechtes (gesundes) Qi*
rènmài	任脈	*beauftragendes Gefäß*
sān-jiāo	三焦	*„Drei Erwärmer", „drei Jiao", bei Akupunkturpforten mit „Sj" abgekürzt*
shén	神	*Bewusstsein/Geist; der entwickelte Geist*
tōng shénmíng	通神明	*innere Durchdringung*
wǔxíng	五行	*Fünf Wandlungsphasen/Fünf Grundwesenheiten*
xīn-bāo	心包	*Herz-Hüter, bei Akupunkturpforten mit „Hh" abgekürzt*
zàngfǔ	臟府	*Speicher- und Palastorgane*
zhēnrén	真人	*„Wahrer Mensch"*

Literatur

[1] Yarito Niimura: Zen – Geschichten alter Meister. Freiburg im Breisgau 2013

[2] Harry Mi Sho Teske. Warum scheißen die Vögel auf Buddhas Kopf? Grünwald 2015

[3] Richard Wilhelm: Das Weisheitsbuch der alten Chinesen – Frühling und Herbst des Lü Bu We – Lü Schï Tschun Tsiu. Köln 2015

[4] Zhuangzi – Das Buch der Spontaneität – Über den Nutzen der Nutzlosigkeit und die Kultur der Langsamkeit. Victor H. Mair (engl. Hrsg. u. Übers.). Stephan Schuhmacher (dt. Übers.). Aitrang 2008

[5] Commentaries on Living Series I Chapter 49 "Problems and Escapes", online unter http://jiddu-krishnamurti.net/en/commentaries-on-living-series-1/1956-00-00-jiddu-krishnamurti-commentaries-on-living-series-1-49-problems-and-escapes (aufgerufen am 25.10.2017)

[6] Johann Wolfgang von Goethe. Werke. Hamburger Ausgabe. Bd 1: Gedichte und Epen I. Textkritisch durchgesehen und kommentiert von Erich Trunz. München 1982

[7] www.hermetik-international.com, Mediathek-Bibliothek „Östliche Weisheit" Wumen Huikai – Koansammlung vom torlosen Tor

Abbildungsnachweis

Der Verweis auf die jeweilige Abbildungsquelle befindet sich bei allen Abbildungen im Werk am Ende des Legendentextes in eckigen Klammern. Alle nicht besonders gekennzeichneten Grafiken und Abbildungen © Elsevier GmbH, München.

J787	Colourbox.com
L255	Irina Kart, Berlin
O1065	Barbara Mekelburg, Victoria BC (Kanada)
P434	Michael G. Hammes, Bad Homburg
W1027	Museum für Traditionelle Chinesische Medizin und Arzneikunde, Guangzhou (China)
W1028	Ryokan Memorial Museum, Izumozaki (Japan)

Register